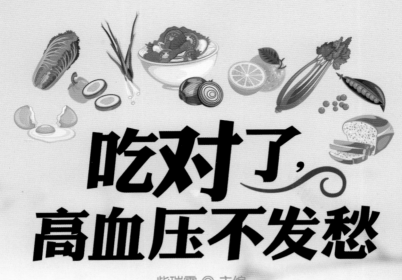

吃对了，
高血压不发愁

柴瑞震 ◎ 主编

吉林科学技术出版社

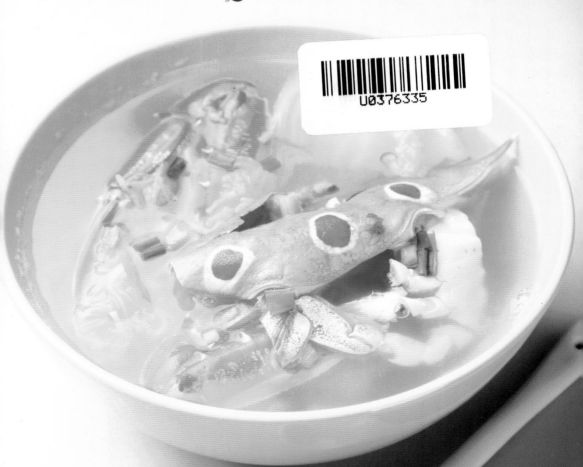

U0376335

图书在版编目（CIP）数据

　　吃对了，高血压不发愁 / 柴瑞震主编. -- 长春 ：
吉林科学技术出版社，2017.10
　　ISBN 978-7-5578-3372-5

　　Ⅰ．①吃… Ⅱ．①柴… Ⅲ．①高血压－食物疗法
Ⅳ．①R247.1

中国版本图书馆CIP数据核字(2017)第242592号

吃对了，高血压不发愁

CHI DUI LE , GAOXUEYA BU FACHOU

主　　编　柴瑞震
出 版 人　李　梁
策划责任编辑：孟　波　周　禹
执行责任编辑：王聪会
内文设计　长春创意广告图文制作有限责任公司
开　　本　710 mm×1000 mm　1/16
字　　数　200千字
印　　张　13.5
印　　数　1-6000册
版　　次　2017年10月第1版
印　　次　2017年10月第1次印刷
出　　版　吉林科学技术出版社
发　　行　吉林科学技术出版社
地　　址　吉林省长春市人民大街4646号
邮　　编　130021
发行部电话/传真　0431-85635176　85635177
　　　　　　　　　　　　85651759　85651628
储运部电话　0431-86059116
编辑部电话　0431-85642639
网　　址　www.jlstp.net
印　　刷　长春百花彩印有限公司
书　　号　978-7-5578-3372-5
定　　价　38.00元
版权所有　翻印必究　举报电话：0431-85635186

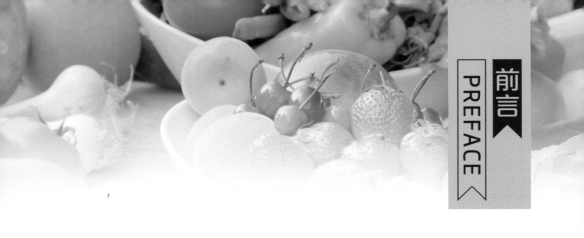

　　高血压是最常见的心血管疾病之一，是全球范围内的重大公共卫生问题。医学研究证明，早期预防、稳定治疗、养成健康的生活方式可使 75% 的高血压及其并发症得到预防和控制。由此可见，加强对高血压的认识以及高血压患者的自身管理对于防治高血压有重要的意义，而饮食控制是高血压患者进行自我管理的一项重要内容。

　　在日常生活中，对于许多高血压患者来说，能吃什么食物，是他们最关心的问题之一。本书重点针对这个问题，列举了 52 种高血压患者宜吃的食材和 26 种高血压患者宜吃的中药材。在宜吃的食材和中药材中，详细介绍了每种食材的营养成分、主要功效和食用建议，对每一种食材和中药材还推荐了 2~3 种降压食谱，详解其原料及制作过程，使高血压患者合理安排自己一天的饮食，食谱均配有精美图片，让读者一看就懂、一学就会。

　　在书中，您不但可以了解关于高血压的科普知识，还能学习到不同食材的食用小窍门、降压食谱、多种高血压并发症的饮食调养原则等内容。更为重要的是，本书还特别为高血压患者推荐了 200 余道简单易做、具有降压功效的家常菜肴，且每道菜品均配有一枚二维码，您只需拿起手机扫描相应的二维码即可观看菜品的全部制作过程，体验更便捷生动的阅览模式。衷心希望无论是高血压患者、患者家人或朋友，还是其他关注健康的人，都能在本书中有所收获。

目录 ⟩CONTENTS⟨

Part 1 追本溯源，全面解读高血压

Part 2 精心选食材，轻轻松松降血压

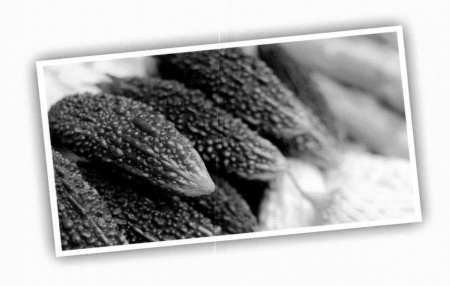

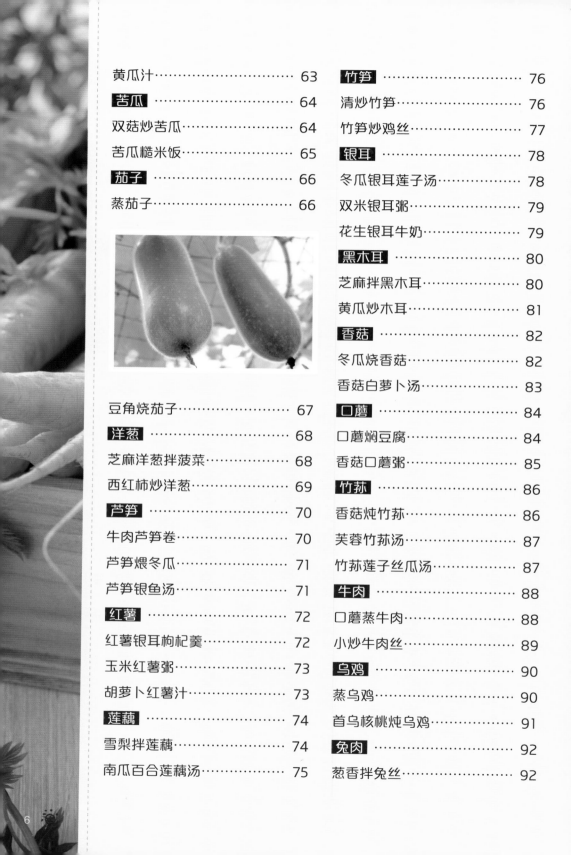

Part 3　精选中药材，控制血压不发愁

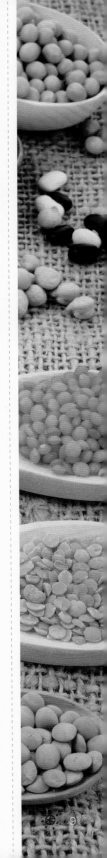

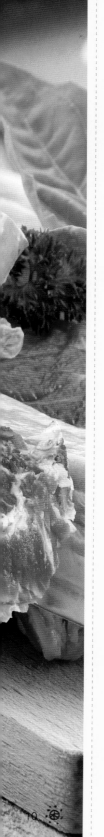

Part 4　对症调养，9 种高血压并发症的膳食巧安排

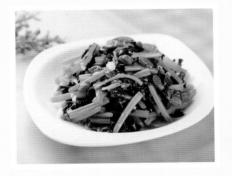

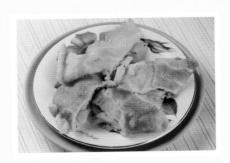

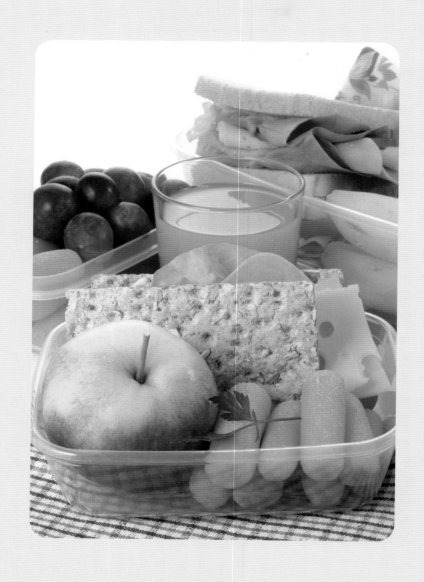

Part 1

追本溯源，全面解读高血压

　　高血压是临床中常见的疾病。长期高血压会造成血管的管壁出现硬化，内膜增厚进而造成血管的狭窄，管腔变细，血流速度减慢，血液当中的一些脂质颗粒被重吸收的可能性降低，最终就会导致血液当中的脂质过多出现高脂血症等并发症。因此，普及高血压的知识，对早期预防、及时治疗高血压有着极其重要的意义。本章将为大家介绍各种关于高血压的相关常识，俗话说"知己知彼，百战百胜"，希望对高血压患者和其家属有一定的帮助。

认识高血压

高血压是最常见的慢性病之一，也是心脑血管病最主要的危险因素之一，脑卒中、心肌梗死、心力衰竭及慢性肾病是高血压的主要并发症。本章主要为大家介绍什么是血压，什么是高血压，高血压的分类、主要症状、易发人群以及对身体的影响。

①》》》什么是血压

血压是指血液在血管内流动时，对血管壁产生的单位面积压力。血压是由心脏、血管及在血管中流动的血液共同形成的。我们平时用血压计测量出来的数值主要是收缩压和舒张压。

收缩压——血压通过所谓的收缩作用输送血液（心跳）次数多的时候，假使血液流动的阻力（总末端神经系统阻力）增大，将会造成血压升高。只要心脏的左心室收缩，便会将心脏的血液输往大动脉，这时所产生的数值就称为收缩压，也就是高压。

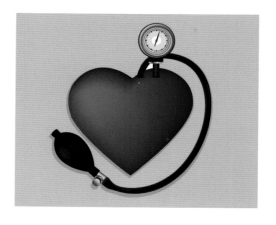

舒张压——左心室结束收缩后，左心室和大动脉之间的主动脉瓣便会关闭，停止血液输送，这时血液会从左心房流到左心室，形成左心室扩张的现象。另一方面，血液输送到大动脉时，将使大动脉扩张，并将血液积聚于大动脉后，输送至全身的末梢动脉，此时的血压值最小。此数值是舒张时期的血压，也就是低压。

②》》》什么是高血压

高血压是指收缩压（SBP）和舒张压（DBP）升高的临床综合征。医学调查表明，血压有体格和性别的差异。一般来说，肥胖的人血压稍高于中等体格的人，女性在更年期前血压比同龄男性略低，更年期后动脉血压有较明显的升高。人的动脉血压随年龄增长而升高，很难在正常血压与高血压之间划一个明确界限。高血压定义与诊断分级标准规定，SBP ≥ 140mmHg（18.67 千帕）和 DBP ≥ 90mmHg（12.0 千帕）为高血压。

③))) 高血压的分类

（1）按血压水平分类

目前我国采用正常血压（收缩压<120mmHg 和舒张压 <80mmHg）、正常高值（收缩压 120~139mmHg 和 / 或舒张压 80~89mmHg）和高血压（收缩压 ≥ 140mmHg 和 / 或舒张压 ≥ 90mmHg）进行血压水平分类。此分类适用于男性、女性，以及 18 岁以上的成人。

以下是我国 2011 年高血压防治指南中的血压水平分类定义表。

分类	收缩压（mmHg）	和 / 或	舒张压（mmHg）
正常血压	<120	和	<80
正常高值	120~139	和 / 或	80~89
高血压	≥ 140	和 / 或	≥ 90
1 级高血压（轻度）	140~159	和 / 或	90~99
2 级高血压（中度）	160~179	和 / 或	100~109
3 级高血压（重度）	≥ 180	和 / 或	≥ 110
单纯收缩期高血压	≥ 140	和	<90

（2）按危险程度分层

应全面评估患者的总体危险，并在危险分层的基础上作出治疗决策。

危重病人：立即开始对高血压及并存的危险因素和临床情况进行综合治疗。

高危病人：立即开始对高血压及并存的危险因素和临床情况进行药物治疗。

中危病人：先对患者的血压及其他危险因素进行为期数周的观察，评估靶器官损害情况，然后决定是否以及何时开始药物治疗。

低危病人：对患者进行较长时间的观察，反复测量血压，尽可能进行 24 小时动态血压监测，评估靶器官损害情况，然后决定是否以及何时开始药物治疗。

④))) 高血压的主要症状

高血压的常见症状：头晕、头痛、烦躁、心悸、失眠、注意力不集中、记忆力减退、肢体麻木等，其往往因人、因病期而异。高血压早期多无症状或症状不明显，偶尔于身体检查测血压时发现。

头晕为高血压最多见的症状，常在患者突然下蹲或起立时出现，有些是持续性的。头痛多为持续性钝痛或搏动性胀痛，甚至有炸裂样剧痛，常在早晨睡醒时发生，起床活动一会儿或饭后逐渐减轻，疼痛部位多在额部两旁的太阳穴和后脑勺。

高血压患者性情大多比较急躁，遇事敏感、易激动，所以心悸、失眠等症状较常见。失眠主要表现为入睡困难或早醒、睡眠不实、噩梦纷纭、易惊醒，这与大脑皮层功能紊乱及植物神经功能失调有关。

高血压患者注意力不集中和记忆力减退的症状在早期表现多不明显，但随着病情发展而逐渐加重，这种症状也常成为促使患者就诊的原因之一。

此外，高血压患者还常会肢体麻木，常见手指、足趾麻木，皮肤有蚁行感，颈部及背部肌肉紧张、酸痛，部分患者常感觉手指不灵活，一般经过适当治疗后可好转，但若肢体麻木较顽固、持续时间长，而且固定出现于某一肢体，并伴有肢体乏力、抽筋、跳痛时，应及时就诊，预防脑卒中发生。

⑤))) 哪些人容易患高血压

高血压和其他病症一样，也有易发人群，大量的临床数据显示，以下几种人群易患高血压：

年龄大者：通常，血压会随年龄增长而升高，40岁左右的人约有19%患高血压，50岁左右的约有40%，60岁以上的约有63%。

直系亲属中有高血压患者的人：若双亲中有高血压患者，则其子女患高血压的概率较大，其子女到20岁左右时，应当去测量血压。所以，在诊断高血压前有必要事先了解其直系亲属中是否有高血压患者。

肥胖的人：越是肥胖的人越容易患高血压，所以体重超标的人应适当减肥，使其体重达到或接近标准体重。

便秘患者：便秘持续时间过久会引起血压升高，所以患有便秘的人应多食用富含纤维素的食物。早晨喝些凉开水或冷牛奶调理肠胃，每日就能顺畅排便。养成定时排便的习惯，生活科学而有规律，可有效防治便秘。

糖尿病患者：包括有糖耐量减低或糖尿病患者。许多研究说明，高血压与糖耐量减低有着密切的关系。一项研究显示：近80%的高血压患者伴有胰岛素抵抗，也就是糖耐量减低。而在糖尿病患者中高血压患病率可达20%~40%，是非糖尿病患者的1.7倍，所以我们经常见到糖尿病患者同时合并有高血压。目前许多学者认为，病人体内胰岛素水平升高和糖尿病引起的肾损害，是诱发高血压的重要原因之一。

运动少者：长期坚持体育运动有利于保持正常血压。研究表明：规律地参加有氧运动，如快步走，每周4次，每次30分钟以上，可使收缩压下降4~9mmHg。

此外，社会心理因素、文化水准、经济水平等，对血压的升降也有影响。

压力过大者：精神压力大是高血压的一大诱因，所以勿将工作中的不顺心、社交上的不愉快带回家中。轻松舒畅地生活，如发展有益身心的业余爱好、营造如诗如画的生活环境，可降低血压。

不注意生活习惯的人：菜中加入的各种佐料会由于化学反应而起变化，所以应当注意少食盐多的食物。随着食品工业的发展，美味的加工食物日新月异，但食用过多对身体有害无益。饮酒过量也会引起血压升高、热量增多，所以应适当控制饮酒量。吸烟可致癌，是健康的大敌，理应将其戒掉，但强制性戒烟会增加精神压力，反而不利于血压稳定，所以戒烟应循序渐进、因势利导。

⑥ 高血压对身体的影响

高血压对心脏和血管都有一定的影响。血压的升高会使血管弹性减弱，为了保证血液的正常流动，心脏需要更用力地收缩，从而引起左心室的肥大、心壁的厚度增加。高血压对血管的影响表现在：一是破裂，二是粥状硬化引发阻塞。小血管较细薄，易发生破裂情形，大动脉较粗厚，易发生粥状硬化。高血压还会造成血管病变，当血管病变发生，身体各器官组织会随之出现损伤，脑部、心脏、主动脉、肾脏和眼底是受影响最大的部位。

脑部：高血压造成血管阻塞，当阻塞发生在脑部，会导致阻塞性脑卒中，如脑血栓与脑栓塞。脑血栓是大脑内部动脉血管壁上出现血凝块，完全堵住血管。脑栓塞的血凝块则来自脑部以外，它跟着循环系统流入脑血管，造成阻塞。不论是脑血栓还是脑栓塞，都会阻塞阻挡氧气与养分通过，易造成组织死亡，引发脑卒中。当破裂效应发生在脑部，会导致出血性脑卒中，这是较少见的脑卒中；当破裂的血管主要在脑组织内、接近脑部表面，为脑内出血，患者会失去意识，或立即在一两个小时内发展成半身不遂；当破裂血管位于蛛网膜下腔，血液会大量流出累积在蛛网膜下腔，造成蛛网膜下腔出血，患者会剧烈头痛，但不会立即失去意识或脑卒中。

心脏：高血压对血管造成的强大压力，会让血管变硬、管径变窄，不利于血液的输送。为了让血液能顺利送往全身，心脏只好更用力收缩，长此以往，左心室会变肥大。当血管病变发生在冠状动脉时，会造成缺血性心脏病（狭心症）的发生，如心绞痛、心肌梗死。

主动脉：高血压易促使血管硬化，造成动脉壁的坏死，主动脉剥离就是因为血管内层及中层受不了压力导致血管破裂，血液冲向内、中层间进行撕裂，造成血管剥离的现象，发生时会产生剧烈的疼痛，疼痛部位和发生部位有关。

肾脏：当肾脏内的微血管承受不住过高的血压会发生破裂，会影响器官组织运作，降低肾脏的功能，若不加以控制，可能会导致肾衰竭。此外，血管的病变也会造成肾脏功能不全、肾硬化等。

眼底：高血压对眼睛所造成的并发症，来自于血管病变。当视网膜上的血管系统发生病变，无法提供足够的养分让眼睛维持正常功能时，眼底并发症因此产生，如眼动脉硬化、痉挛、眼底出血或渗出液、视盘水肿等。

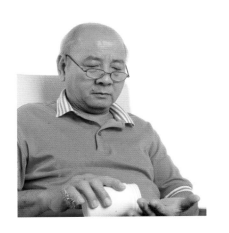

高血压患者的营养膳食原则

日常中的饮食保健对高血压患者而言非常重要，有利于治疗过程的顺利进行。为了有效地达到降压效果，正确地调整饮食结构非常有必要。本小节将介绍高血压患者的七大营养膳食原则。

① 原则一：合理摄入蛋白质和脂肪

合理均衡地摄取蛋白质和脂肪是降低高血压的关键。

蛋白质能为人体提供 16.7 千焦 / 克的能量，占人体体重的 15%~20%，用来制造肌肉、血液、皮肤和其他的身体器官，增强免疫力，抵抗细菌和感染，调节人体内的水分平衡，维持体液，帮助伤口愈合，同时还有提高体力、精力和记忆力的作用。其主要来源为：鱼禽肉蛋中能摄取动物蛋白，蔬菜、谷物、豆类中能摄取植物蛋白。缺乏蛋白质时

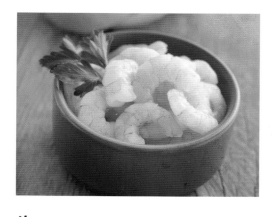

容易出现疲劳、消瘦、水肿、神情呆滞、怀孕时胎儿发育受阻等症状。在饮食疗法里，应尽量多吃植物性蛋白质。一般高血压患者每千克体重每日应摄入蛋白质 1 克，但是病情控制不好或消瘦者，可将每日每千克体重摄入的蛋白质增至 1.2~1.5 克。如果患者的体重为 60 千克，那么每日需摄取 60 克蛋白质或 72~90 克蛋白质。这些蛋白质中，1/3 应该来自优质蛋白，如牛奶、鸡蛋、猪的精瘦肉、各种大豆等。

脂肪能提供能量 37.64 千焦 / 克，占人体体重的 13.8%。脂肪保证人体能量的吸收，就像汽车的备用油箱。脂肪保护内脏器官减少摩擦，并起固定五脏六腑的作用，促进脂溶性维生素的吸收，令皮肤有弹性。其主要来源为：牛油、羊油、猪油、花生油、芝麻油、肉类、蛋类、乳制品及坚果。缺乏脂肪时皮肤会干而无光、缺乏弹性，受到撞击内脏容易受伤。据研究表明，脂肪的摄入量与动脉粥状硬化的发生、发展有着密切关系，且脂肪的摄入量增加很容易造成肥胖，高血压患者必须控制脂肪的摄入量，尤其是伴有肥胖症的高血压患者更

应严格限制脂肪的摄入量，每日摄入总量不得超过 40 克（包括主食与副食中所含的脂肪）。

 原则二：选择"二多三少"的食物

"二多"是指多蔬果、多粗粮。

蔬果中含有大量的维生素、纤维素以及微量元素，这些营养元素对于控制血压、保持身体健康有很大的帮助。

维生素 C 有助于排出体内多余的胆固醇，从而有效地预防动脉硬化的发生；维生素 E 是人体重要的抗氧化剂，可保护细胞膜及多元不饱和脂肪酸不被氧化，还可以保护红细胞，预防血液凝结及强化血管壁，尤其适合有冠心病及脑供血不足的高血压患者；水果中的镁不仅能预防高血压的发生，还能治疗高血压。蔬菜中含钠盐极少，含钾盐较多，钾可以起到一定的降压作用。因此，多吃蔬菜还有降低血压的作用。

粗粮中含有的膳食纤维可以减少肠道对胆固醇的吸收，促进胆汁的排泄，降低血液中的胆固醇水平，有效地预防冠心病和结石症的发生；膳食纤维还有增加饱腹感、通便润肠、解毒防癌、增强抗病能力的功效。

"三少"是指少盐、少油、少加工。

高血压患者的饮食宜清淡，在制作食品的过程中应该控制好盐、油等调味品的用量，盐是导致高血压的重要"元凶"。实验证明，对于早期或轻度高血压患者，单纯限制食盐的摄入就有可能使血压恢复正常。对于中、高度高血压患者来说，限制食盐的摄入，不仅可以提高降压药物的疗效，而且可使药剂量减少。动物油中含有较高的饱和脂肪酸和胆固醇，会使人体器官加速衰老，促使血管硬化，进而引发冠心病、脑卒中等。

常见的一些加工食品如火腿、腌肉、蜜饯、沙茶酱等，大多含钠较高，患者常吃这些加工食品，不利于血压的控制。

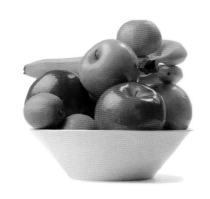

 原则三：多余热量，能免则免

据观察，过多摄取某些营养素会降低高血压患者的抵抗力，并使病情加重。我们的身体是由上百亿个细胞所构成的有机体，每一个细胞都像是利用营养物质和氧产生能量的化工厂，又像是不同形式能量的转换站，如肌肉细胞能够把热能转化成机械能，使人产生力量。正常情况下，人体的热量需要是与食欲相适应的，当正常食欲得到满足时，其热量需要一般也可满足，体重可以维持不变；假如热量供给过多，就会导致体重增加。单从这一方面来讲，高血压患者就不应该忽视日常饮食中对热量摄入的控制。

研究表明，患心血管疾病的人以任意进食动物脂肪者居多。作为已患有高血压或者具有发生高血压倾向的人，其体内的脂肪组织本来就逐渐增加，而其他活动性组织则相应减退，整个机体的代谢水平降低，加上多数高血压患者都年龄偏高、活动量少，消耗的热能也相对偏少。因此，高血压患者应该注意控制热量的摄入。

减少多余热量的摄入，将体重控制在标准范围内。体重每增加12.5千克，收缩压可上升10mmHg（1.33千帕），舒张压可升高7mmHg（0.93千帕）。因此肥胖者应减少多余热量摄入，控制体重，以每周减轻1~1.5千克为宜。

高血压患者每日热量摄入值应小于7950千焦（1900千卡）。热量摄入可根据劳动强度而定，建议每千克体重每日供给105~126千焦（25~30千卡）的热量或更低。膳食中提供能量的成分

有蛋白质、脂肪、碳水化合物和酒精，应全面控制摄入量。

在制作食物时，宜采用清蒸、煮、拌的烹饪方法，不宜采用煎、炸、烤等方式，如鸡腿煮熟后可凉拌，而不是油炸。

尽量不加沙拉酱等调味料，如直接食用苹果，而不是加沙拉酱或蛋黄酱制成沙拉食用。

用鲜榨果蔬汁代替碳酸饮料等甜味饮料；用水果作为甜点或加餐，而不是食用糖、蛋糕等甜食。

④ 原则四：应注意补镁

镁的重要性：作为人体必需的微量元素之一，镁对心脏血管具有重要的保护作用。人体如果缺镁，可导致心动过速、心律不齐及心肌坏死和钙化。因此，有人说缺镁比高血压、高血脂对心脏更具有危险性。镁通过舒张血管能达到降压作用，食物中动物性脂肪含量过高时，人体对镁的吸收会受到一定影响，故要尽量少吃高脂肪的食品。另外，应注意少吃含镁甚低的精制白米、白面及白糖等。

多吃含镁丰富的食物：谷类如荞麦面、小米、玉米、高粱面等；豆类如黄豆、黑豆、蚕豆、豌豆、豇豆等；蔬菜水果如雪里蕻、冬菜、苋菜、芥菜、辣椒干、干蘑菇、冬菇、紫菜、杨桃、桂圆、花生、虾米、芝麻等。紫菜中镁的含量最高，每100克含460毫克镁，被誉为"镁元素的宝库"。

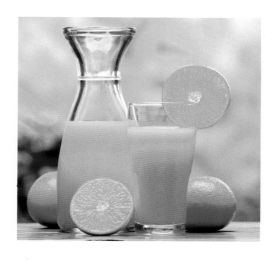

⑤ 原则五：应注意补钙

钙的作用：钙不仅能维持骨头强健有力，也能对软组织起保护作用；适当的钙营养能保持血压稳定，其作用机制与钙能抑制甲状旁腺分泌一种致高血压因子有关；补钙可以减轻水钠潴留，还有利于减轻钠对血压增高的影响。

钙的重要性：饮食如果缺钙，容易促使血压升高。平均每日摄钙450~500毫克者，患高血压的危险性是每日摄钙1400~1500毫克者的2倍。每日补钙1000~1400毫克可以降低血压，并可使轻度高血压患者的血压恢复正常。我国约有2/3的地区人均每日摄钙不足600毫克，导致高血压发病率增高。这主要是因为我国膳食以谷类为主，动物性食品少，尤其是奶及乳制品少，每100克牛奶含钙120毫克，而每100克谷类含钙为10~30毫克。

多吃含钙食品：多吃奶制品，如牛奶、酸奶等，以及黄豆、葵花子、核桃、花生、鱼虾、红枣、蒜苗、海带、紫菜、芝麻酱等富含钙的食物。

⑥ 原则六：应注意补铁

补铁的好处：老年高血压患者血浆铁低于正常，多吃富含铁的食物，不但可以降血压，还可预防老年人贫血。

多吃富含铁的食物：黑木耳是各种食物中含铁量最高的，补铁的效果也最好。每100克黑木耳里含铁98毫克，比动物性食品中含铁量最高的猪肝高出约5倍，比绿叶蔬菜中含铁量最高的菠菜高出30倍。铁有益气补血、润肺镇静、凉血止血的功效，应多吃富含铁的蔬菜如西红柿、油菜、芹菜等，以及杏、桃、李子、橘子、大枣、瘦肉、蛋黄、动物肝脏等。由于食物中的铁质不易吸收，因此还需同时服用维生素E补铁。

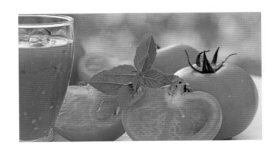

⑦ 原则七：应注意补钾

补钾的重要性：高血压的典型特征是动脉壁增厚，但当给予了足量的钾后，动脉壁便不再增厚，这主要是因为钾对血管有保护作用，可以防止动脉壁受血压的机械性损伤，从而降低高血压和脑卒中的发病率；有些高血压患者由于持续服用利尿剂、降压药，使得排尿增多，身体里的钾随之排出，发生低钾倾向的可能性很大，所以服用这类药物的患者更应注意补钾。

补钾的方式：药物补钾首选氯化钾，适用于服用利尿剂降压的患者；食补适用于所有高血压患者，包括轻度高血压、尚未服用降压药物治疗的患者，主要包括瘦猪肉、牛肉、鱼类及其他海产品、小白菜、油菜、黄瓜、西红柿、马铃薯、香蕉、桃、葡萄干等含钾丰富的食物。

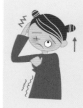

高血压特殊人群的饮食调养

高血压特殊人群应合理安排饮食，本小节主要介绍老年高血压患者、妊娠高血压患者和儿童高血压患者的饮食调养要点。

① 老年高血压患者的饮食调养要点

高血压是老年常见疾病之一，随着人均寿命的延长，老年人日益增多，老年高血压患者也相继增多。高血压是导致冠心病和脑血管病的主要危险因素，老年高血压患者的饮食调养显得至关重要。

①限制钠盐。老年高血压患者对饮食中的盐比其他人群更敏感，严重时应控制在 3 克以内；不宜吃用盐腌制的食物如酱菜、腐乳、咸鱼、腊肉、腊肠等。

②适量进行体力活动。老年高血

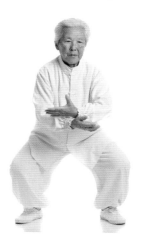

压患者应坚持有规律地进行轻度体力活动，可适当增加活动量，帮助减轻体重，有利于降低血压。

③饮食结构调整。老年高血压患者要控制脂肪摄入量，烹调食物尽量选择植物油，少用动物油。忌吃过饱，不利于消化；忌吃辛辣、刺激、油腻的食物及高胆固醇食物，如肥肉、各种动物性油、动物内脏、鱼子等。应多吃水果和蔬菜，尤其是深色蔬菜，其富含钾盐，可阻止血压升高，有利于对血压的控制；多吃海带、紫菜、海产鱼类等。

④戒烟，节制饮酒。戒烟可有效预防多种并发疾病；过度饮酒会增加卒中的危险，大量饮酒者可能在突然戒酒后出现血压升高，故应节制；适量清淡饮茶对老年高血压患者有益无害。

② 妊娠高血压患者的饮食调养要点

妊娠高血压患者的膳食注意要点始终是围绕着有利于消肿、降压、增加蛋白和通便这几个原则而展开的。

①控制食盐的用量。菜肴要清淡，

食盐每天限制在 3 克左右。如果患者水肿严重，尿量过少，可采用无盐饮食，除了烹调时不加食盐外，各种含盐食物，如咸菜、酱豆腐、火腿、咸肉、腊肠、咸面包都不宜食用；海味食品如海带、海蜇等，也应尽量少吃或不吃。

②控制水分摄入。每天饮水量不超过 1000 毫升，包括茶水、汤汁等。

③按照每日每千克体重摄入 1~2 克的原则来补充蛋白质。最好能多选择一些优质的动物蛋白质，如乳类、瘦肉类、鱼虾类等。蛋黄中胆固醇含量高，孕妇每天吃 1 个鸡蛋即可。

④孕妇还要限制食用会刺激肾脏、增加肾脏负担的食物，如含有酒精的各种饮料（菜肴中也不要用酒）、辛辣的调味品，以及含挥发油、辣素、草酸多的各种蔬菜，如菠菜、韭菜、芹菜、大蒜、蒜苗、香椿芽、洋葱等。过浓的鸡汤、肉汤、鱼汤，经代谢后也可产生过多的尿酸，加重肾脏的负担，因此也不宜吃。

⑤如果患者在怀孕前就有高血压病史，还应避免食用高胆固醇食物，如鱼子、鱿鱼、脑髓、肥肉和动物内脏等。

⑥妊娠高血压患者要多吃蔬菜和水果，因为蔬果中含有较多的维生素 C，尤其是西红柿、橘子、鲜枣等。具有利尿作用的食物也要适当吃，如冬瓜、西瓜、葫芦、茄子、茭白、玉米、赤小豆、绿豆和鲫鱼等。

③ 儿童高血压患者的饮食调养要点

儿童高血压的预防应视为是预防成

人致死的首要病因——心血管疾病和卒中的一部分。预防高血压应从儿童期做起，预防的目的是减少高血压发病率，降低血压以减少或避免脏器受累，提高生活质量。预防应采用综合措施，对血压偏高的儿童、有阳性家族史者及肥胖儿应视为重点预防对象，定期测量血压。

①对于饮食，要在保证儿童正常生长发育需要的基础上，控制能量摄入，避免超重。应从婴幼儿时期开始，避免喂哺过量牛奶或总热量过多。日常避免过多高脂肪高胆固醇饮食，以免增加不饱和脂肪酸的摄入。

②坚持体育锻炼，避免精神过度紧张的刺激如学习负担过重、经常看过于恐怖或惊悚性内容的电视及电影等，减轻环境中的噪音，保证足够睡眠时间，避免吸烟、饮酒等。

③鼓励低盐饮食。每天食盐摄入量限制在 2~2.5 克。

④保证摄入足够的优质蛋白质。

⑤增加钾、钙、镁、锌等矿物质的摄入量。蔬菜和水果是含钾较高的食物来源，儿童高血压患者要经常食用。每天每千克体重应补充镁 8 毫克，应补充锌 50~200 毫克。

⑥补充多种营养素。多吃蔬菜和水果如西红柿、胡萝卜、芹菜、马蹄、黄瓜、芦笋、海带、香蕉、木耳、洋葱、香菇、山楂，以及鸡蛋、瘦肉、鱼类、豆类、奶类等。

⑦不宜吃油炸类（薯条、薯片、炸鸡翅等）、辛辣刺激的食物，高热量的食物如冰激凌、奶油蛋糕等。

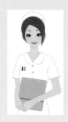

高血压患者饮食宜忌

本小节将介绍高血压患者饮食宜忌。高血压患者宜保持健康的饮食习惯，健康的饮食习惯是防治高血压的一项重要内容，不仅可以降低血压，而且还可以降低心血管病及癌症的发病率。

①》》每天食盐摄入量有标准

世界卫生组织（WHO）2007年宣布每人每日食盐推荐摄入量为最高5克。

高血压患者每日食盐摄入量不应超过3克。常见高钠食物中，20克腌芥菜头相当于4克食盐，20克酱油相当于3克食盐，20克榨菜相当于2克食盐，20克香肠、火腿相当于1克食盐。加碱馒头中也含有钠，每食用100克加碱馒头相当于摄入0.8克食盐。

②》》应选择优质蛋白

鱼类、大豆及其制品如豆浆、豆腐、豆腐皮等，是高血压患者最佳的蛋白质

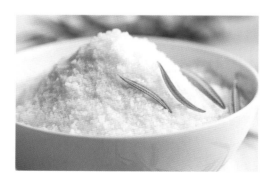

食物来源。

鱼肉中含有丰富的蛋氨酸和牛磺酸，可以促进尿液中钠的排出，抑制钠盐对血压的影响，从而起到调节血压的作用。

大豆中含有植物蛋白质，可以降低血浆胆固醇浓度，防止高血压的发生和发展，对心血管病有很好的防治作用。

③》》忌长期高胆固醇饮食

肥肉是含有饱和性脂肪酸的动物性脂肪，食用过多，时间长了会使血液中的胆固醇含量增高，胆固醇堆积在动脉内壁上可使动脉管腔变窄从而影响供血，引起头晕、头痛，甚至动脉硬化。冠状动脉硬化可引起心肌梗死、心绞痛、脑动脉硬化；动脉血栓形成或破裂时，可引起脑血管阻塞或脑血管溢血，就是我们常说的脑卒中；四肢动脉硬化可引起肢体坏死；肾动脉硬化可引起顽固性高血压。

另外，过多地食用动物性脂肪还可引起胆囊炎、胆石症、胰腺炎等疾病。年龄在40岁以上的高血压患者应特别

注意日常饮食。荤腥食物（含动物性脂肪的食物）或多或少都含有胆固醇，高血压患者特别是动脉硬化的患者不宜经常食用，但也不必完全禁食，应该根据血液中胆固醇含量及是否有动脉硬化等情况来适当予以控制。高血压患者应选择每100克中含胆固醇在100毫克以下的食物。

④ 食物应选择适宜的烹调方式

食物的烹调方式很多，它们在饮食健康和口味上各有千秋，下面介绍5种适宜高血压患者的食物烹调方式。

煮：这种烹调方式对糖类及蛋白质能起到部分水解作用，对脂肪的影响不大，但会使水溶性维生素如维生素 B_1、维生素C以及矿物质如磷、钙等溶于水中。

蒸：这种烹调方式对营养成分的影响和煮相似，但矿物质不会因蒸而受到损失。

炖：这种烹调方式可使水溶性维生素，如维生素 B_1、维生素 B_2、维生素 B_6、维生素 B_{12}、叶酸、维生素C以及矿物质如磷、钙、镁等融入汤中，但一部分维生素会受到破坏。

焖：焖的时间长短同营养素损失的多少成正比，但焖熟的菜肴酥烂、汁浓、味重、易于消化。

熘：这种烹调方式在原料上裹上了一层糊，从而减少了营养素的损失。

⑤ 晚餐宜合理科学

高血压患者应合理科学地安排晚餐：

晚餐要定时、有规律：晚餐不可吃得太晚，最好在晚上6点以后7点以前吃，这样，在晚餐4小时以后，即到晚上10点或11点左右睡觉正好。同时应注意，晚餐时间要固定，形成规律。

晚餐量要少：晚餐在量的方面也有讲究，最好只吃八分饱，可防止肥胖、稳定血压，即使不想减肥，只要坚持八分饱的饮食习惯，就能充分发挥降压剂的效用。

食物以清淡为主：高血压患者的饮食应讲究清淡。现代医学研究表明，饮食过咸是引起高血压的危险因素之一。

主食以粗粮为主：高血压患者晚餐宜多吃粗粮、杂粮，如糙米、玉米等，少吃精制的大米和面。

严格控制饮酒：高血压患者平时要严格控制饮酒，每日饮酒量必须限制在50毫升以内，切忌一次饮完，禁止酗酒。

不宜过量饮用咖啡：一般而言，单是咖啡因就能使血压上升5~15mmHg，而血压超过140/90mmHg，对健康就有不利影响。高血压患者应远离咖啡因，尤其是在情绪紧张时，咖啡因会让血压成倍地升高。

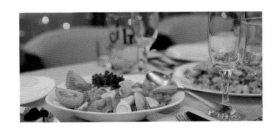

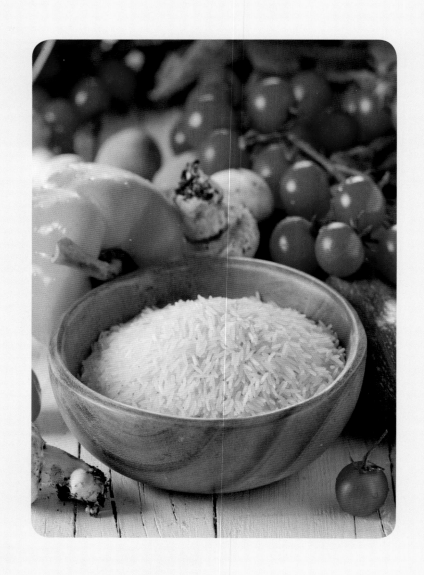

Part 2

精心选食材，轻轻松松降血压

　　引起高血压的原因虽多，但医学报告指出，这种疾病和环境因素，尤其与饮食密切相关，所以饮食控制对于高血压的防治具有很重要的作用，在生活中可选用对降压有益的食物。本章精选52种食材，包括粮豆类、蔬菜菌菇类、肉禽类、水产类、水果类五大种类，均对高血压有良好的防治作用。并且介绍了每种食材对高血压的食疗功效以及食用指导，另各附2~3个推荐菜品，让高血压患者吃得健康，轻轻松松降血压。

小米

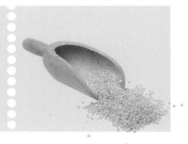

营养成分：淀粉、蛋白质、脂肪、钙、磷、铁、维生素 B_1、维生素 B_2 及胡萝卜素等。

主要功效

小米富含多种维生素和矿物质，能抑制血管收缩，有效降血压，防治动脉硬化，是高血压患者的健康食品，它还能健脾益胃、益气补虚，对久病体虚的高血压患者大有益处。

食用建议

小米的营养价值很高，对于很多病症都有很好的食疗作用，病人、孕妇以及有脾胃虚弱、反胃呕吐、体虚气弱、精血受损、食欲缺乏、失眠、低热、消化不良、泄泻等症状的患者可以经常食用小米。

小米双麦粥

🍃 口味：清淡　烹饪方法：煮

水发小米 ....70 克
荞麦 ....80 克
燕麦 ....40 克

烹饪时间 32 分钟

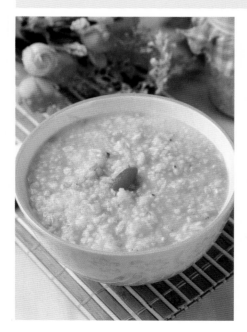

1. 砂锅中注入适量清水烧开，倒入已经泡好的小米。
2. 加入荞麦。
3. 倒入燕麦，拌匀。
4. 盖上盖，用大火煮开后转小火续煮 30 分钟至食材熟透。
5. 揭盖，搅拌一下。
6. 关火后盛出煮好的粥，装碗即可。

山药小米粥

🍃 口味：甜　烹饪方法：煮

指导

切山药时可切得小一些，这样食材更容易熟透。

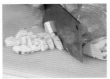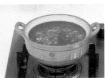

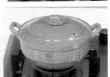

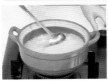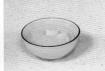

水发小米 ....100 克
山药 ....150 克
冰糖 ....20 克

烹饪时间 62 分钟

1. 将去皮洗净的山药切开，再切块。
2. 砂锅中注入适量清水烧开。
3. 倒入切好的山药块，放入洗净的小米，搅匀。
4. 盖上盖，烧开后转小火煮约 60 分钟，至食材熟透。
5. 揭盖，撒上备好的冰糖，搅拌匀，煮至冰糖溶化。
6. 关火后盛出小米粥，装在碗中即成。

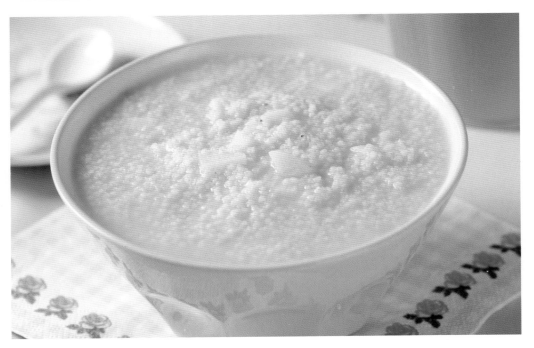

薏米

营养成分：蛋白质、维生素 B_1、维生素 B_2 等。

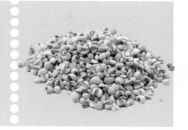

主要功效

薏米是五谷中含纤维素最多的，其丰富的水溶性纤维素，可以降低胆固醇以及三酰甘油的含量，有效预防高血压、高血脂、脑卒中、心血管疾病及心脏病。

食用建议

薏米的营养价值很高，对于很多病症都有很好的食疗作用，泄泻、湿痹、水肿、肠痛、肺痈、淋浊、慢性肠炎、阑尾炎、风湿性关节痛、尿路感染、白带过多、癌症、高血压患者可以经常食用薏米，但便秘、尿多者及怀孕早期的妇女不宜食用。

香菇薏米粥

口味：鲜　烹饪方法：煮

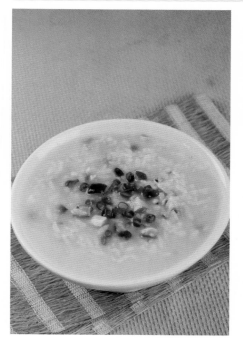

香菇	35 克
水发薏米	60 克
水发大米	85 克
葱花	少许
盐	2 克
鸡粉	2 克
食用油	适量

烹饪时间 42 分钟

1. 将香菇切成丁，装入碟中，待用。
2. 砂锅中注水烧开，放入薏米，倒入大米，搅匀，再加入适量食用油。
3. 盖上盖，烧开后用小火煮 30 分钟。
4. 揭盖，放入香菇，搅匀；盖上盖，用小火续煮 10 分钟，至食材熟烂。
5. 揭盖，放入盐、鸡粉，拌匀调味；盛入碗中，再放上少许葱花即可。

薏米核桃粥

🍃 口味：清淡　烹饪方法：煮

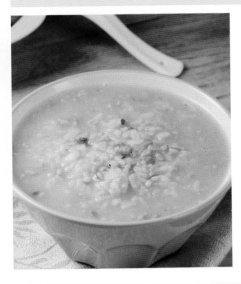

水发大米 ....120 克
薏米 ....45 克
核桃碎 ....20 克

烹饪时间
46分钟

1. 砂锅中注入适量清水烧开，倒入备好的薏米、核桃碎。
2. 放入洗净的大米，拌匀。
3. 盖上盖，烧开后用小火煮约 45 分钟，至食材熟透。
4. 揭开盖，搅拌几下。
5. 关火后盛出煮好的粥即可。

薏米黑豆浆

🍃 口味：清淡　烹饪方法：榨

烹饪时间
21分钟

水发薏米 ....50 克
水发黑豆 ....50 克
白糖 ....8 克

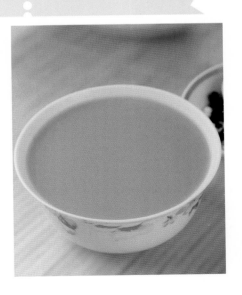

1. 把泡好的黑豆、薏米放入豆浆机中，放入白糖，注入清水，至水位线即可。
2. 选择"五谷"程序，再选择"开始"键，开始打浆。
3. 约 20 分钟，即成豆浆，断电，把煮好的豆浆倒入滤网。
4. 用汤匙轻轻搅拌，滤取豆浆。
5. 将滤好的豆浆倒入杯中，用汤匙撇去浮沫即可。

黑米

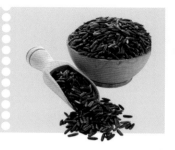

营养成分：蛋白质、脂肪、碳水化合物、B族维生素、维生素E、钙、磷、钾、镁、铁、锌等。

主要功效

黑米中的钾、镁等矿物质有利于控制血压、减少患心脑血管疾病的风险，所含的黄酮类活性物质，能维持血管正常渗透压，减轻血管脆性，预防动脉硬化。

食用建议

头昏、眩晕、贫血、白发、眼疾、咳嗽等患者及产妇适宜经常食用黑米；火盛热燥者忌食黑米。黑米外部有一层坚韧的种皮，不容易煮烂，在烹煮前要先浸泡一段时间，假如黑米没有煮烂就食用，容易引起急性肠胃炎。

黑米绿豆粥

🍃 口味：清淡　　烹饪方法：煮

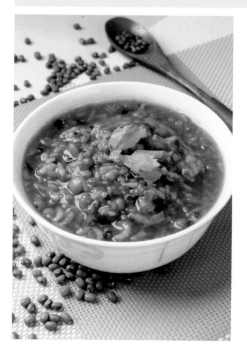

薏米	80 克
水发大米	150 克
糯米	50 克
绿豆	70 克
黑米	50 克

烹饪时间 32 分钟

1. 砂锅中注入适量清水，倒入薏米、绿豆、大米、黑米、糯米，拌匀。
2. 加盖，大火煮开转小火，煮 30 分钟至食材熟透。
3. 揭盖，稍微搅拌片刻使其入味。
4. 关火，将煮好的粥盛入碗中即可。

黑米红枣豆浆

🍃 口味：清淡　烹饪方法：榨

指导

可将豆浆多过滤一遍，口感会更佳。

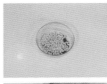
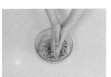
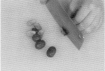
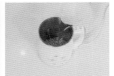
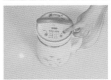

水发黑米 .... 40 克
水发黄豆 .... 50 克
红枣 .... 20 克

烹饪时间 21 分钟

1. 将已浸泡 4 小时的黑米倒入碗中，再放入已浸泡 8 小时的黄豆。
2. 加入适量清水，用手搓洗干净，倒入滤网，沥干水分。
3. 将洗净的红枣切开，去核，再切块。
4. 把红枣、黄豆、黑米倒入豆浆机中，注入适量清水，至水位线即可。
5. 选择"五谷"程序，再选择"开始"键，开始打浆，约 20 分钟，即成豆浆。
6. 把煮好的豆浆倒入滤网，滤取豆浆；将滤取的豆浆倒入碗中，用汤匙捞去浮沫。

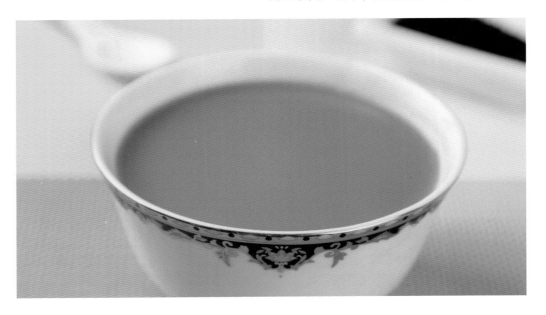

荞麦

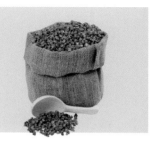

营养成分：丰富的膳食纤维、B 族维生素、维生素 E、维生素 P，铬、磷、钙、铁、锰、锌等微量元素也比一般谷物丰富。

主要功效

荞麦中含有丰富的维生素 P，可以增强血管壁的弹性、韧度和致密性，降低血压；其含有的烟酸成分可促进机体的新陈代谢，扩张血管和降低胆固醇。

食用建议

荞麦的营养价值很高，对于很多病症都有良好的食疗功效，食欲不振、饮食不香、肠胃积滞、慢性泄泻等病症患者可经常食用荞麦；出黄汗、夏季痧症、糖尿病患者更适宜常食荞麦，但体虚气弱、肿瘤、脾胃虚寒等患者不宜食用。

苦瓜荞麦饭

🍃 口味：清淡　烹饪方法：蒸

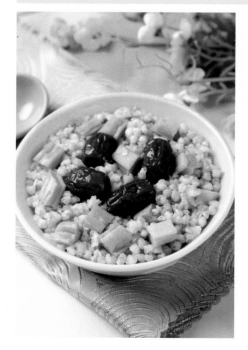

水发荞麦	100 克
苦瓜	60 克
红枣	20 克

烹饪时间 42 分钟

1. 砂锅中注水烧开，倒入切好的苦瓜，焯煮 30 秒后，捞出备用。
2. 取一个蒸碗，分层次放入荞麦、苦瓜、红枣，铺平。
3. 倒入适量清水，使水没过食材约 1 厘米的高度。
4. 蒸锅中注水烧开，放入蒸碗。
5. 中火蒸 40 分钟，至全部食材熟透，取出蒸碗。
6. 待苦瓜荞麦饭冷却后即可食用。

小米燕麦荞麦粥

🍃 口味：清淡　　烹饪方法：煮

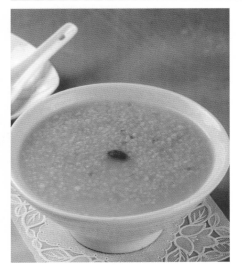

水发小米	70 克
水发荞麦	80 克
玉米碎	85 克
燕麦	40 克

烹饪时间
31分钟

1. 砂锅中注水烧开，倒入洗净的小米、荞麦、玉米碎、燕麦。
2. 用勺将材料搅拌均匀，盖上盖，用小火煮30分钟，至食材熟透。
3. 揭盖，略微搅拌片刻，将煮好的粥盛出，装入碗中即可。

荞麦大米豆浆

🍃 口味：清淡　　烹饪方法：榨

烹饪时间
21分钟

荞麦	30 克
水发大米	40 克
水发黄豆	55 克

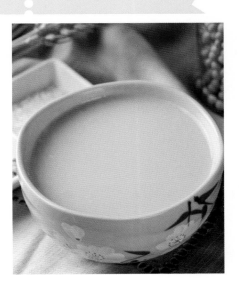

1. 将已浸泡8小时的黄豆倒入碗中，放入荞麦、大米，加入适量清水，用手搓洗干净。
2. 将洗好的材料倒入滤网，沥干水分，倒入豆浆机中，注水至水位线即可。
3. 选择"五谷"程序，再选择"开始"键，开始打浆，约20分钟即成豆浆。
4. 把煮好的豆浆倒入滤网，滤取豆浆，倒入碗中，用汤匙撇去浮沫即可。

燕麦

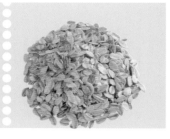

营养成分：亚油酸、蛋白质、脂肪、皂苷素、人体必需的八种氨基酸、维生素E及钙、磷、铁等微量元素。

主要功效

燕麦是谷物中唯一含有皂苷素的作物，可以调节人体的肠胃功能，降低血液中的胆固醇，降低血压，常食可有效地预防高血压、高血脂及心脑血管疾病。

食用建议

燕麦的营养价值很高，对于很多病症都有良好的食疗功效，脂肪肝、糖尿病、水肿、习惯性便秘、体虚自汗、多汗、盗汗、高血压、高脂血症、动脉硬化等病症患者以及产妇、婴幼儿，还有空勤、海勤人员均宜经常食用燕麦，但孕妇不宜食用。

糙米燕麦饭

🍃 口味：清淡　　烹饪方法：蒸

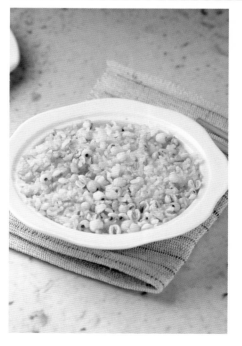

燕麦	30 克
水发大米	85 克
水发糙米	85 克
水发薏米	85 克

烹饪时间 31 分钟

1. 碗中倒入适量清水，放入准备好的所有原料。
2. 将碗中的原料淘洗干净。
3. 把淘洗干净的原料装入另一个碗中，加入适量清水。
4. 放入烧开的蒸锅中。
5. 盖上盖，用中火蒸30分钟，至全部食材熟透。
6. 揭开盖，把蒸好的糙米燕麦饭取出冷却，即可食用。

南瓜燕麦粥

口味：甜　烹饪方法：煮

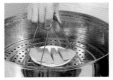
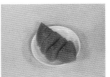
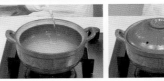
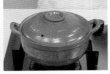
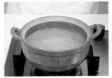
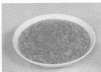

南瓜 ....190 克
燕麦 ....90 克
水发大米 ....150 克
白糖 ....20 克
食用油 ....适量

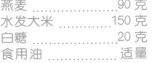
烹饪时间
32 分钟

1. 将南瓜放入烧开的蒸锅中，用中火蒸 10 分钟，至南瓜熟透。
2. 取出南瓜，用刀将南瓜切开，剁成泥状，装入碗中备用。
3. 砂锅注水烧开，倒入洗净的大米拌匀，再加适量食用油，搅拌匀。
4. 加盖，小火煲 20 分钟至大米熟烂。
5. 揭盖，放入备好的燕麦和南瓜搅匀，加盖，大火煮沸。
6. 揭盖，加入白糖搅匀，煮至溶化，将粥盛入碗中即可。

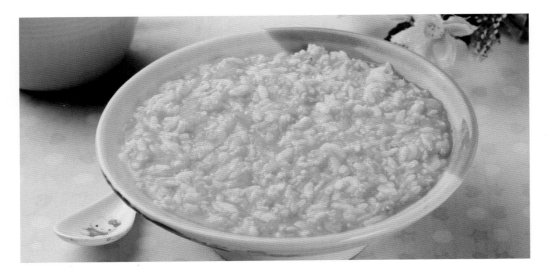

黄豆

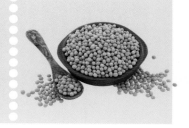

营养成分：蛋白质、维生素A、B族维生素、维生素D、维生素E、异黄酮和多种人体不能合成但又必需的氨基酸。

主要功效

黄豆含有一种特殊成分——异黄酮，能降低血压和胆固醇，可预防高血压及血管硬化。中医认为，黄豆可健脾益气、宽中润燥、补血利水、降低胆固醇。

食用建议

动脉硬化、高血压、冠心病、高血脂、糖尿病、气血不足、营养不良等患者可经常食用黄豆，有较好的食疗功效，但是，患有肝病、肾病、痛风、消化功能不良、胃脘胀痛、腹胀等慢性消化道疾病的人应尽量少食黄豆。

黄豆焖鸡翅

🍃 口味：鲜　烹饪方法：焖

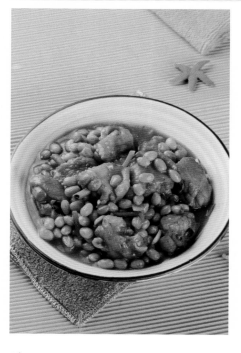

烹饪时间 39 分钟

水发黄豆	200克	鸡粉	3克
鸡翅	220克	生抽	2毫升
姜片	少许	料酒	6毫升
蒜末	少许	水淀粉	适量
葱段	少许	老抽	适量
盐	2克	食用油	适量

1. 将鸡翅斩成块，装入碗中，放入盐、鸡粉、生抽、料酒，拌匀。
2. 倒入水淀粉，抓匀，腌15分钟。
3. 用油起锅，用少许姜片、蒜末、葱段爆香；倒入鸡翅炒匀，淋入料酒炒香。
4. 加盐、鸡粉炒匀，倒入清水，放入黄豆、老抽炒匀，小火焖20分钟。
5. 揭盖，大火收汁，倒入水淀粉勾芡后盛出即可。

双瓜黄豆汤

🍃 口味：鲜　烹饪方法：煮

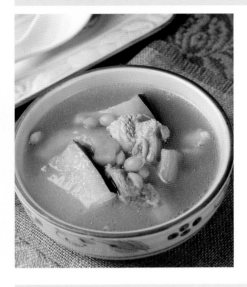

苦瓜	100 克
冬瓜	125 克
水发黄豆	90 克
排骨块	150 克
姜片	少许
盐	2 克

烹饪时间
92 分钟

1. 将冬瓜切块；苦瓜切段，去除内瓤，待用。
2. 砂锅中注水烧开，倒入苦瓜、冬瓜、排骨块、黄豆、少许姜片，拌匀。
3. 加盖，大火煮开后转小火煮 90 分钟，至食材熟透。
4. 揭盖，加入盐，稍稍搅拌至入味。
5. 关火后盛出煮好的汤，装入碗中即可。

黄豆红枣粥

🍃 口味：甜　烹饪方法：煮

烹饪时间
42 分钟

水发大米	350 克
水发黄豆	150 克
红枣	20 克
白糖	适量

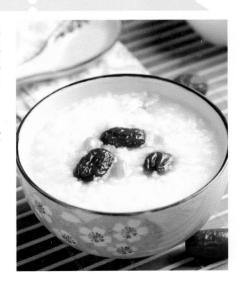

1. 砂锅注水，倒入大米、黄豆、红枣。
2. 加盖，用大火煮开后转小火续煮 40 分钟至食材熟透。
3. 揭盖，加入适量白糖，拌匀至溶化。
4. 关火后盛出煮好的粥，装碗即可。

黑豆

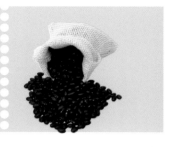

营养成分：亚油酸、卵磷脂、亚麻酸、丰富的蛋白质、维生素、锌、铜、镁、钼、硒、氟、钙、铁、花青素等。

主要功效

黑豆中含有亚油酸、卵磷脂、亚麻酸以及钙、镁等营养物质，能有效降低胆固醇和血压，软化血管，对高血压及冠心病等心脑血管疾病患者都大有益处。

食用建议

体虚、脾虚水肿、小儿盗汗、自汗、热病后出汗、小儿夜间遗尿、妊娠腰痛、腰膝酸软、肾虚耳聋、白带频多、卒中、四肢麻痹等患者可经常食用黑豆，具有一定的食疗功效。由于其蛋白质和脂肪含量较高，经常胃肠胀气、消化不良的患者不宜多食。

黑豆乌鸡汤

🍃 口味：鲜　烹饪方法：炖

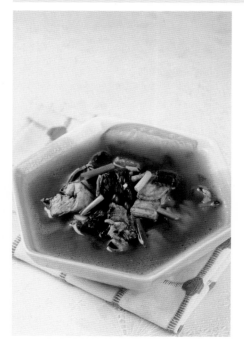

乌鸡肉	250 克
水发黑豆	70 克
姜片	少许
葱段	少许
盐	3 克
鸡粉	3 克
料酒	4 毫升

烹饪时间 31分钟

1. 将乌鸡肉切成小块，倒入沸水锅中搅匀，煮1分钟，氽去血水捞出。
2. 砂锅中注水，倒入黑豆，盖上盖，用大火烧开。
3. 揭盖，加入乌鸡肉、姜片、料酒。
4. 盖上盖，烧开后用小火炖 30 分钟至乌鸡肉熟透。
5. 揭盖，放入盐、鸡粉，拌匀调味。
6. 将汤料盛入碗中，放上少许葱段即可。

红枣黑豆饭

🌿 口味：清淡　　烹饪方法：煮

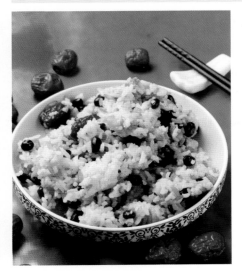

水发黑豆 .... 50 克
水发大米 .... 70 克
红枣 .... 20 克

烹饪时间
60 分钟

1. 备好电饭锅，打开盖，倒入洗净的黑豆和泡发好的大米。
2. 放入洗好的红枣，注入适量清水，搅匀。
3. 盖上盖，按功能键，调至"五谷饭"图标，进入默认程序，煮 60 分钟至食材熟透。
4. 按下"取消"键，断电后揭盖，盛出煮好的红枣黑豆饭即可。

黑豆核桃豆浆

🌿 口味：清淡　　烹饪方法：榨

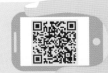

烹饪时间
17 分钟

核桃仁 .... 15 克
水发黑豆 .... 45 克

1. 把核桃仁、黑豆倒入豆浆机中，注水至水位线即可。
2. 盖上豆浆机机头，选择"五谷"程序，再选择"开始"键，开始打浆。
3. 约 15 分钟，即成豆浆。
4. 将豆浆机断电，取下机头，把煮好的豆浆倒入滤网，滤取豆浆。
5. 倒入杯中即可。

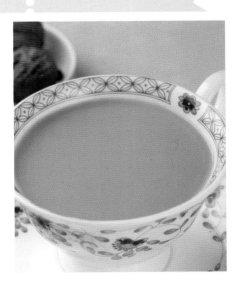

绿豆

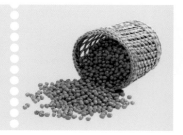

营养成分：蛋白质、脂肪、碳水化合物、钙、磷、铁、钾、维生素A、B族维生素、维生素C等。

主要功效

绿豆是典型的高钾低钠食品，钾能够促进钠的排出，还可以软化血管，从而降低血压，维持血压稳定，并且保护心脏，预防心脑血管疾病的发生。

食用建议

绿豆具有清热利尿的功效，所以有疮疖痈肿、丹毒等热毒所致的皮肤感染及高血压、水肿、红眼病等病症患者均可食用绿豆，具有较好的食疗功效，但是绿豆也有一定的食用禁忌，凡脾胃虚寒、肾气不足、易泻、体质虚弱和正在服用中药者均不能食用绿豆。

薏米绿豆汤

口味：甜　　烹饪方法：煮

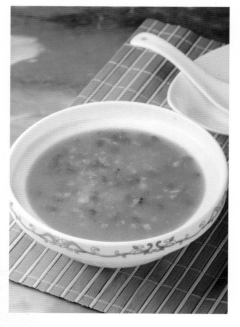

水发薏米	90 克
水发绿豆	150 克
冰糖	30 克

烹饪时间 41 分钟

1. 砂锅中注入适量清水烧开，倒入泡发好的绿豆、薏米。
2. 盖上盖，烧开后用小火煮 40 分钟，至食材熟透。
3. 揭开盖，加入冰糖煮至溶化。
4. 继续搅拌一会儿，使汤味道均匀。
5. 关火后盛出煮好的甜汤，装入汤碗中即可。

冰糖绿豆沙

🍃 口味：甜　烹饪方法：煮

指导

煮绿豆时要多搅拌几次，以防粘锅。

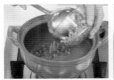
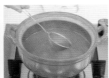
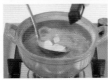
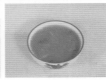

水发绿豆 ....240 克
冰糖 ....30 克

烹饪时间
52 分钟

1. 砂锅中注水烧热，倒入绿豆，搅拌均匀，盖上盖，用小火煮约 10 分钟。
2. 揭开盖，捞出浮沫，再盖上盖，用小火煮约 40 分钟至熟。
3. 揭开盖，倒入冰糖，搅拌匀，用大火煮至溶化。
4. 关火后盛出煮好的绿豆沙即可。

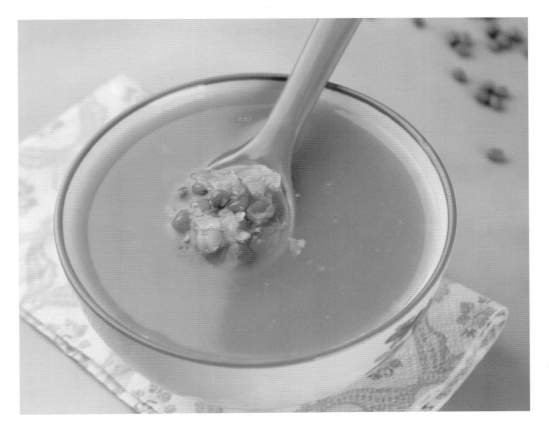

蚕豆

营养成分：蛋白质、氨基酸、钙、锌、锰、磷脂等。

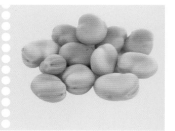

主要功效

蚕豆富含蛋白质、氨基酸等物质，不含胆固醇，热量低，有降血压、清热解毒之功效，对高血压、高血脂和心血管疾病患者来说是一种良好的绿色食品。

食用建议

腹泻、慢性肾炎、肾病水肿、食管癌、胃癌、宫颈癌等病症患者及老人、考试期间的学生、脑力工作者、高胆固醇人群、便秘者均可经常食用蚕豆；有遗传性血红细胞缺陷症者及患有痔疮出血、消化不良、慢性结肠炎、尿毒症、蚕豆病等病人忌食蚕豆。

枸杞拌蚕豆

口味：辣　　烹饪方法：拌

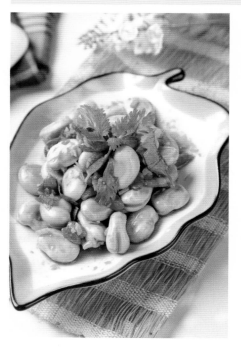

蚕豆	400 克
枸杞子	20 克
香菜	10 克
蒜末	10 克
盐	1 克
生抽	适量
陈醋	5 毫升
辣椒油	适量

烹饪时间 32 分钟

1. 锅内注水，加适量盐，倒入蚕豆、枸杞子，拌匀。
2. 加盖，大火煮开转小火煮 30 分钟。
3. 揭盖，捞出蚕豆、枸杞子，待用。
4. 另起油锅，倒入辣椒油、蒜末爆香；加入生抽、陈醋拌匀制成酱汁。
5. 将酱汁倒入蚕豆和枸杞子中，拌匀。
6. 将拌好的菜肴装在盘中，撒上香菜点缀即可。

水煮蚕豆

🌿 口味：清淡　　烹饪方法：煮

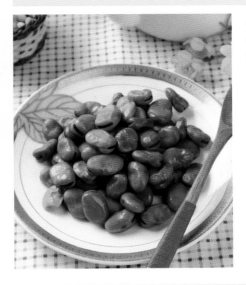

水发蚕豆 ....200 克
食用油 ....适量
盐 ....15 克

烹饪时间
31 分钟

1. 锅中注入适量的清水，大火烧热。
2. 放入少许的食用油、盐，搅匀至沸腾。
3. 将泡发好的蚕豆倒入，搅拌片刻。
4. 盖上盖，用小火慢慢熬煮 30 分钟至熟软。
5. 掀开锅盖，搅拌片刻。
6. 关火，将煮好的蚕豆盛出装入碗中即可。

蚕豆瘦肉汤

🌿 口味：鲜　　烹饪方法：煮

烹饪时间
42 分钟

水发蚕豆	220 克	盐	2 克
瘦肉	120 克	鸡粉	2 克
姜片	少许	料酒	6 毫升
葱花	少许		

1. 将洗净的瘦肉切丁，倒入沸水锅中。
2. 淋入料酒，拌匀，用大火煮约 1 分钟，余去血
   水，再捞出瘦肉丁，沥干。
3. 砂锅中注水烧开，倒入瘦肉丁。
4. 撒上姜片，倒入蚕豆，淋入料酒。
5. 盖上盖，烧开后用小火煮约 40 分钟，至熟透。
6. 揭盖，加盐、鸡粉，拌匀，用中火煮至入味。
7. 关火后盛入碗中，撒上少许葱花。

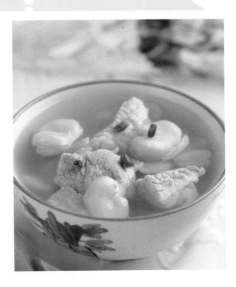

豌豆

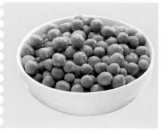

营养成分：蛋白质、脂肪、糖类、磷、钙、镁、铁、钾、胡萝卜素、维生素 B_1、维生素 B_2、烟酸等。

主要功效

豌豆是典型的高钾低钠食物，具有良好的降低血压的作用。此外，豌豆中还富含镁、钙等元素，可预防心脑血管疾病的发生。

食用建议

脾胃虚弱、小腹胀满、呕吐泻痢、产后乳汁不下、烦热口渴、脱肛、子宫脱垂等患者可经常食用豌豆，具有很好的食疗功效，但是豌豆也有一定的食用禁忌，如患有尿路结石、皮肤病、慢性胰腺炎、糖尿病、消化不良等病症者均不宜常食。

水煮豌豆

🍃 口味：清淡　　烹饪方法：煮

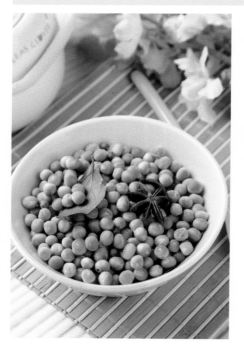

水发豌豆 ....200 克
盐 ....10 克

烹饪时间 31 分钟

1. 锅中注入适量的清水，大火烧热。
2. 放入盐，搅匀至沸。
3. 将泡发好的豌豆倒入，搅拌片刻。
4. 盖上锅盖，用小火慢慢熬煮 30 分钟至熟透。
5. 掀开锅盖，搅拌片刻。
6. 关火，将煮好的豌豆盛入碗中即可。

豌豆绿豆粥

🌿 口味：甜　　烹饪方法：煮

指导

煮的时间较长，可以多加一点水，以免煳锅。

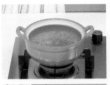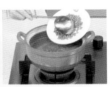

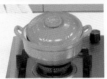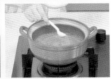

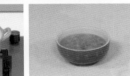

烹饪时间
42分钟

水发豌豆 40克
水发绿豆 40克
水发粳米 60克
白糖 ....适量

1. 砂锅中注入适量的清水，大火烧开。
2. 倒入泡发好的粳米、豌豆、绿豆，用汤匙搅拌片刻。
3. 盖上盖，烧开转小火煮40分钟至熟透。
4. 掀开锅盖，放入适量白糖。
5. 搅拌片刻，至白糖完全溶化。
6. 关火，将煮好的粥盛出装入碗中即可。

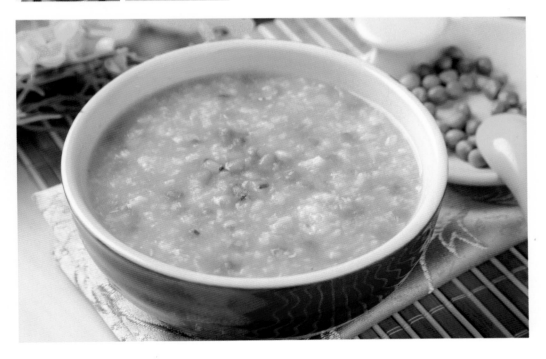

白菜

营养成分：蛋白质、脂肪、多种维生素、粗纤维、钙、磷、铁、锌等。

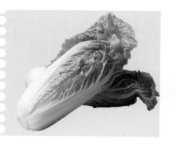

主要功效

白菜的钠含量较低，且含有较多的维生素 C，常食可软化血管，降低血压和血清胆固醇，对预防动脉粥状硬化、高脂血症以及脑卒中大有好处。

食用建议

脾胃气虚、大小便不利、维生素缺乏、高血压、高血脂、心脑血管疾病患者都可经常食用白菜，但胃寒、腹泻、肺热咳嗽者不宜多食。另外，切白菜时，宜顺着纹路切，这样白菜易熟；烹调时不宜用煮焯、浸烫后挤汁等方法，否则易造成营养素的大量损失。

开水枸杞大白菜

🍃 口味：清淡　　烹饪方法：煮

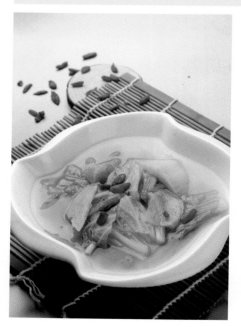

大白菜	200 克
姜片	4 片
枸杞子	3 克
葱花	3 克
盐	2 克
料酒	3 毫升

烹饪时间 17 分钟

1. 将洗净的大白菜切去根部，切段。
2. 取电饭锅，倒入大白菜段，注水，加入姜片、盐、料酒，搅拌均匀。
3. 盖上盖，按"功能"键，选择"蒸煮"功能，时间为 15 分钟。
4. 按"取消"键断电，开盖，放入枸杞子、葱花，拌匀。
5. 盛出煮好的汤，装入碗中即可。

蒜汁蒸白菜

🌿 口味：鲜　烹饪方法：蒸

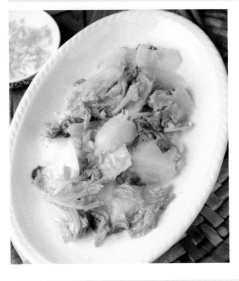

白菜	180 克
蒜末	15 克
盐	3 克
鸡粉	2 克
食用油	适量

烹饪时间 7 分钟

1. 摆好一个容器，倒入处理好的白菜，加入盐，搅拌匀，腌渍片刻。
2. 将多余的水倒出，放入蒜末、鸡粉、适量食用油。
3. 搅拌均匀，倒入蒸盘内，待用。
4. 备好电蒸锅烧开，放入备好的白菜。
5. 盖上锅盖，将时间旋钮调至3分钟，掀开锅盖，将白菜取出即可。

虾米白菜豆腐汤

🌿 口味：鲜　烹饪方法：煮

烹饪时间 2 分钟

虾米	20 克	盐	2 克
豆腐	90 克	鸡粉	2 克
白菜	200 克	料酒	10 毫升
枸杞子	15 克	食用油	适量
葱花	少许		

1. 将豆腐切成小方块，白菜切成丝备用。
2. 用油起锅，倒入虾米，炒香；放入切好的白菜，翻炒均匀。
3. 淋入料酒，炒匀提鲜，倒入适量清水，加入枸杞子，盖上盖，煮至沸腾。
4. 揭开盖，放入豆腐块，煮沸，加入盐、鸡粉，搅拌均匀，使食材入味。
5. 关火后盛入碗中，撒上少许葱花。

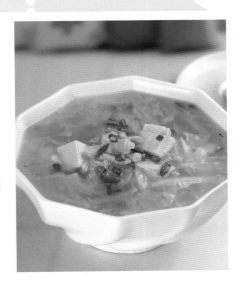

菠菜

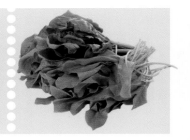

营养成分：蛋白质、脂肪、碳水化合物、维生素C、铁、钾、钙、胡萝卜素、叶酸、草酸、磷脂等。

主要功效

每100克菠菜含钾500毫克，可清除人体内多余的钠盐成分，有效降低血压，非常适合高血压患者食用。菠菜中还含有丰富的维生素C与钙，对老年高血压患者大有益处。

食用建议

高血压患者、便秘者、贫血者、坏血病患者、电脑工作者、糖尿病患者及皮肤粗糙、过敏者都可经常食用菠菜，肾炎、肾结石、脾虚便溏者均不宜食用。此外，菠菜不能直接烹调或与豆腐同吃，因为它含草酸较多，易与钙结合形成草酸钙，影响机体对钙的吸收，故吃菠菜时宜先用沸水烫软，捞出再炒。

菠菜拌胡萝卜

🌿 口味：清淡　　烹饪方法：拌

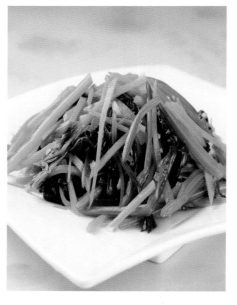

胡萝卜	85克	鸡粉	2克
菠菜	200克	生抽	6毫升
蒜末	少许	芝麻油	2克
葱花	少许	食用油	少许
盐	3克		

烹饪时间 5分钟

1. 将胡萝切成丝；菠菜切成段。
2. 锅中注水烧开，加食用油、盐，倒入胡萝卜丝，用大火煮约1分钟。
3. 再倒入菠菜，煮约半分钟。
4. 捞出食材，装入碗中，加入蒜末、葱花、盐、鸡粉、生抽、芝麻油，快速搅拌一会儿，至食材入味。
5. 将食材盛入盘中，摆好即成。

蒜蓉菠菜

口味：清淡　烹饪方法：炒

 指导

将菠菜切好后用开水烫一下，不仅能去除草酸，还能去除其涩口的味道。

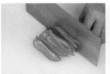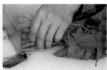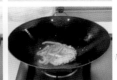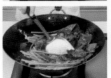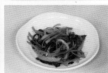

菠菜	200克
彩椒	70克
蒜末	少许
盐	2克
鸡粉	2克
食用油	适量

烹饪时间 5分钟

1. 将洗净的彩椒切成粗丝。
2. 洗好的菠菜切去根部。
3. 用油起锅，放入少许蒜末，爆香。
4. 倒入彩椒丝，翻炒一会儿。
5. 再放入切好的菠菜，快速炒匀，至食材断生。
6. 加入盐、鸡粉，大火翻炒至入味，关火后盛入盘中即成。

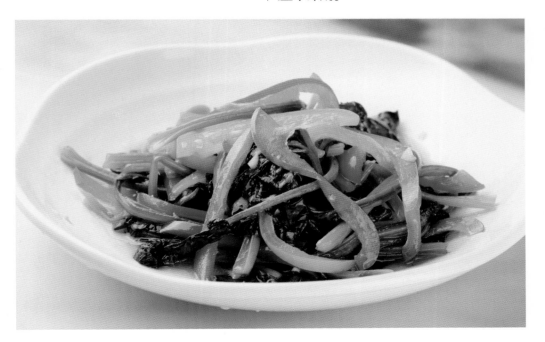

芹菜

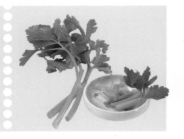

营养成分：蛋白质、甘露醇、食物纤维、丰富的维生素A、维生素C、维生素P、钙、铁、磷等。

主要功效

芹菜富含维生素P，可以增强血管壁的弹性、韧度和致密性，降低毛细血管通透性，对抗肾上腺素的升压作用，可降低血压、血脂。

食用建议

高血压患者、动脉硬化患者、缺铁性贫血者及经期妇女可经常食用芹菜，但脾胃虚寒者、肠滑不固者、血压偏低者慎食。芹菜叶中所含的胡萝卜素和维生素C比较多，因此吃时不要把能吃的嫩叶扔掉。

素炒香菇芹菜

🍃 口味：清淡　烹饪方法：炒

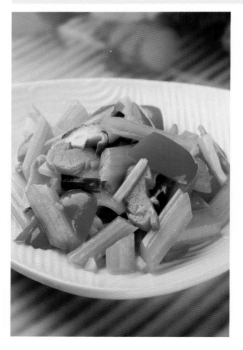

西芹	95克	葱段	少许
彩椒	45克	盐	3克
鲜香菇	30克	鸡粉	适量
胡萝卜片	少许	水淀粉	适量
蒜末	少许	食用油	适量

1. 将彩椒切成小块；香菇切粗丝；西芹切成小段。
2. 锅中注水烧开，加入盐、食用油，放入胡萝卜片、香菇、西芹、彩椒拌匀。
3. 煮1分钟，至全部食材断生后捞出。
4. 用油起锅，放入少许蒜末、葱段，爆香，再倒入焯过水的食材，炒匀。
5. 加盐、鸡粉，炒匀，倒入水淀粉，快速翻炒一会儿，至食材熟透、入味。
6. 关火后盛入盘中即可。

烹饪时间
5分钟

芝麻芹菜

🌿 口味：清淡　　烹饪方法：拌

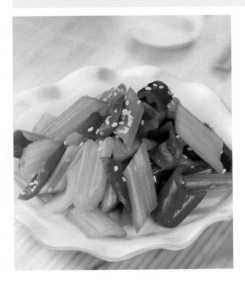

西芹	150 克	鸡粉	2 克
红椒	17 克	生抽	3 毫升
白芝麻	7 克	芝麻油	适量
盐	3 克	食用油	适量

烹饪时间
2分钟

1. 将西芹切成 3 厘米长的段；红椒切小块。
2. 锅中注水烧开，加入少许食用油。
3. 倒入西芹，焯煮约 1 分钟至断生；加入红椒，拌匀，煮片刻。
4. 把西芹、红椒捞出，放凉，倒入碗中。
5. 加盐、鸡粉、生抽、少许芝麻油。
6. 拌匀，盛出装盘，撒上白芝麻即可。

香油芹菜

🌿 口味：鲜　　烹饪方法：拌

烹饪时间
3分钟

芹菜	200 克	白糖	2 克
红椒	10 克	芝麻油	适量
盐	2 克	食用油	适量
鸡粉	2 克		

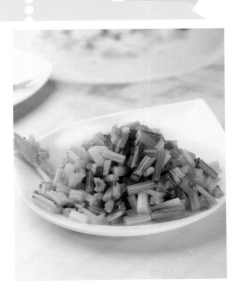

1. 将芹菜切成 1 厘米长的段；红椒去籽，切成丝，再切成粒，备用。
2. 锅中加水烧开，加入适量食用油，倒入芹菜，煮约 2 分钟至熟，捞出。
3. 加入盐、鸡粉、白糖、适量芝麻油，用筷子拌匀入味。
4. 再倒入切好的红椒粒，拌匀。
5. 把拌好的芹菜装入盘中即可。

茼蒿

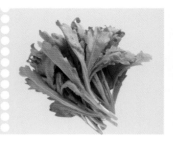

营养成分：维生素A、β-胡萝卜素、食物纤维、维生素C、多种氨基酸、脂肪、蛋白质、胆碱等。

主要功效

茼蒿含有一种挥发性的精油以及胆碱等物质，具有降血压、补脑的作用，它还含有较多的粗纤维，能够促进消化、润肠通便、降低胆固醇，对高血压患者大有好处。

食用建议

茼蒿的营养价值很高，对于很多病症都有很好的食疗功效，适合烦热头晕、睡眠不安之人食用，有高血压、头昏脑涨、大便干结、记忆力减退、贫血等症状者均可经常食用。此外，茼蒿做汤或者凉拌对肠胃功能不好的人有利，但胃虚腹泻者不宜食用。

虾皮炒茼蒿

🌿 口味：鲜　烹饪方法：炒

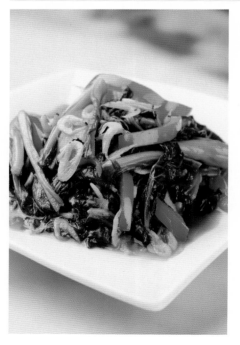

虾皮	20克
茼蒿	200克
彩椒	45克
蒜末	少许
盐	2克
鸡粉	2克
料酒	10毫升
食用油	适量

烹饪时间 3分钟

1. 将茼蒿切去根部，再切成段；洗好的彩椒切条，备用。
2. 用油起锅，放入少许蒜末、虾皮炒香；倒入彩椒炒匀；淋入料酒炒匀。
3. 放入茼蒿，炒匀至变软，加盐、鸡粉，炒匀调味。
4. 关火后盛入盘中即可。

香菇扒茼蒿

口味：清淡　　烹饪方法：炒

香菇本身带有鲜味，可以少放鸡粉等调味料。

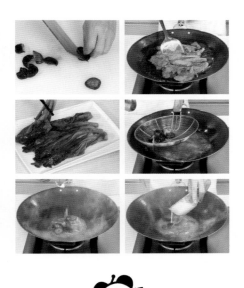

茼蒿	200 克	鸡粉	2 克
水发香菇	50 克	料酒	8 毫升
彩椒片	少许	蚝油	8 毫升
姜片	少许	老抽	2 毫升
葱段	少许	水淀粉	5 毫升
盐	3 克	食用油	适量

1. 将香菇切成小块；茼蒿切去根部。
2. 锅中注水烧开，放入适量食用油、盐，倒入茼蒿，煮 1 分钟至软。
3. 捞出茼蒿，装入盘中，摆放整齐。
4. 香菇在沸水锅中焯煮片刻，捞出。
5. 用油起锅，放入少许彩椒片、姜片、葱段，倒入香菇，炒匀；淋入料酒，倒入少许清水，加入适量盐、鸡粉、蚝油、老抽炒匀，煮至沸腾。
6. 倒入适量水淀粉炒匀，关火后盛出香菇，放在茼蒿上即可。

烹饪时间 3 分钟

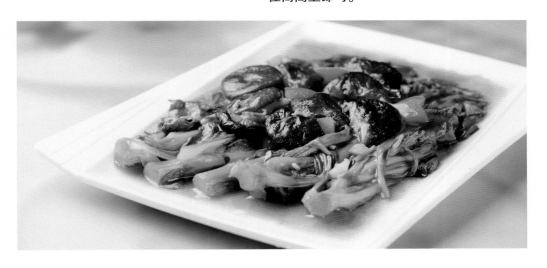

西红柿

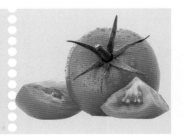

营养成分：含有机碱、番茄碱、番茄红素和维生素A、B族维生素、维生素C及钙、镁、钾、钠、磷、铁等矿物质。

主要功效

西红柿中的番茄红素具有类似胡萝卜素的强力抗氧化作用，可清除自由基，防止低密度脂蛋白受到氧化，还能降低血浆胆固醇浓度，从而有效降低血压。

食用建议

西红柿的营养价值很高，对于很多病症都有很好的食疗作用，热性病发热、口渴、食欲不振、习惯性牙龈出血、贫血、头晕、心悸、高血压、急慢性肝炎、急慢性肾炎、夜盲症和近视眼者可经常食用西红柿，但急性肠炎、菌痢及溃疡活动期病人不宜食用。

西红柿炒冬瓜

口味：清淡　　烹饪方法：炒

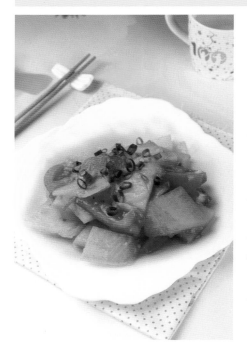

西红柿	100克
冬瓜	260克
蒜末	少许
葱花	少许
盐	2克
鸡粉	2克
水淀粉	适量
食用油	适量

烹饪时间3分钟

1. 将冬瓜去皮切片；西红柿切成小块。
2. 锅中注水烧开，倒入冬瓜，搅匀，煮半分钟，至其断生，捞出。
3. 用油起锅，放入蒜末，炒出香味。
4. 倒入西红柿，快速翻炒匀；放入焯过水的冬瓜，炒匀。
5. 加盐、鸡粉炒匀；倒入水淀粉，快速翻炒均匀后盛入盘中，撒上葱花即可。

西红柿烩花菜

🌿 口味：清淡　　烹饪方法：炒

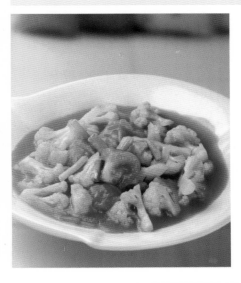

西红柿	100克	鸡粉	2克
花菜	140克	番茄酱	10克
葱段	少许	水淀粉	5毫升
盐	4克	食用油	适量

烹饪时间 3分钟

1. 将花菜切成小块；西红柿切成块，备用。
2. 锅中注水烧开，加盐、适量食用油，倒入花菜，煮1分钟，至其断生，捞出。
3. 用油起锅，倒入西红柿，翻炒片刻；放入焯过水的花菜，翻炒均匀。
4. 倒入适量清水，加入盐、鸡粉、番茄酱，翻炒匀，煮1分钟，至食材入味。
5. 用大火收汁，倒入水淀粉勾芡，放入葱段，快速炒匀，盛入碗中。

西瓜西红柿汁

🌿 口味：甜　　烹饪方法：榨

烹饪时间 3分钟

西红柿	120克
西瓜	300克
矿泉水	少许

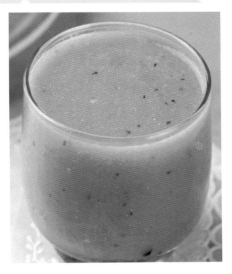

1. 将洗好的西红柿去蒂，对半切开，切成小块，备用。
2. 取榨汁器，选择搅拌刀座组合，倒入西红柿。
3. 加入切好的西瓜。
4. 倒入少许矿泉水。
5. 盖上盖，选择"榨汁"功能。
6. 把榨好的西瓜番茄汁倒入杯中即可。

白萝卜

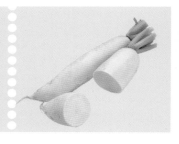

营养成分：蛋白质、糖类、B族维生素和维生素C，以及铁、钙、磷、钾、纤维、芥子油和淀粉酶。

主要功效

白萝卜含有丰富的钾元素，能有效预防高血压，常吃白萝卜可降低血脂、软化血管、稳定血压，还可预防冠心病、动脉硬化、胆石症等疾病。

食用建议

白萝卜的营养价值很高，对于很多病症都有很好的食疗功效，高血压、糖尿病、心血管疾病、咳嗽痰多、鼻出血、腹胀停食、腹痛等患者可经常食用，但阴盛偏寒体质者、脾胃虚寒者、胃及十二指肠溃疡者、慢性胃炎者、先兆流产及子宫脱垂者不宜多食。

蒸白萝卜

🍃口味：淡　　烹饪方法：蒸

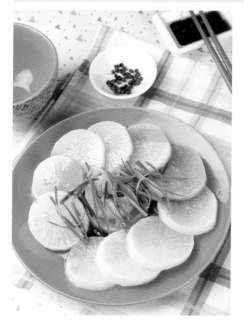

去皮白萝卜	260克
葱丝	5克
姜丝	5克
红椒丝	3克
花椒	适量
食用油	适量
生抽	8毫升
蒸鱼豉油	适量

烹饪时间 10分钟

1. 将去皮白萝卜切成0.5厘米厚的片。
2. 呈圆形摆放好切好的白萝卜片，放上姜丝，放入烧开的蒸锅中，蒸8分钟后取出白萝卜片。
3. 去掉姜丝，放上葱丝、红椒丝。
4. 用油起锅，放入适量花椒，爆香。
5. 关火后将热油淋到白萝卜上面，去掉花椒，再淋上蒸鱼豉油、生抽即可。

白萝卜粉丝汤

🍃 口味：清淡　烹饪方法：煮

粉丝用温水多泡一会儿，可以缩短烹饪时间。

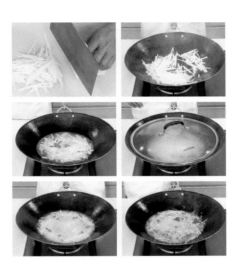

白萝卜	400克	葱花	少许
水发粉丝	180克	盐	3克
香菜	20克	鸡粉	2克
枸杞子	少许	食用油	适量

1. 将香菜切成末；粉丝切成段；白萝卜去皮，切成细丝。
2. 用油起锅，倒入白萝卜丝，翻炒匀，至其变软。
3. 注入适量清水，撒上枸杞子，搅拌匀，加盐、鸡粉调味。
4. 盖上盖，烧开后用中火续煮约3分钟，至食材七成熟。
5. 揭盖，放入粉丝，轻轻搅拌匀，转大火煮至汤汁沸腾。
6. 再放入切好的香菜，撒上葱花，搅匀，续煮一会儿，至其散发香味，关火后盛入碗中即可。

烹饪时间 5分钟

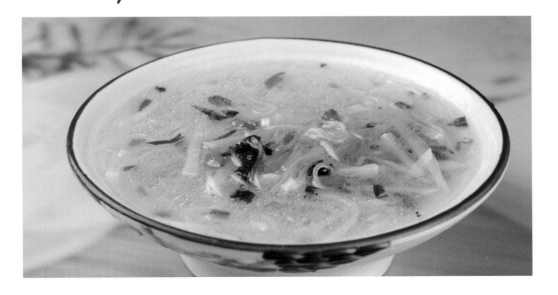

胡萝卜

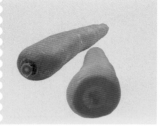

营养成分：糖类、蛋白质、脂肪、碳水化合物、胡萝卜素、槲皮素、山萘酚、B族维生素、维生素C。

主要功效

胡萝卜中的胡萝卜素含有琥珀酸钾盐等成分，能降低血压。此外，胡萝卜中富含的槲皮素、山萘酚能有效改善微血管循环，降低血脂，增加冠状动脉流量，有降压、强心、降血糖等作用。

食用建议

癌症、高血压、夜盲症、干眼症、营养不良、食欲不振、皮肤粗糙患者可经常食用胡萝卜，但脾胃虚寒者不宜食用。此外，由于胡萝卜素和维生素A是脂溶性物质，所以应当用油炒熟或和肉类一起炖煮后再食用，以利于营养吸收。

胡萝卜炒木耳

🍃 口味：清淡　　烹饪方法：炒

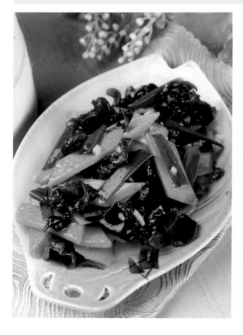

水发木耳	70克	鸡粉	4克
胡萝卜	100克	料酒	5毫升
葱段	少许	水淀粉	7毫升
蒜末	少许	食用油	适量
盐	3克	蚝油	10克

烹饪时间 5分钟

1. 将木耳切成小块；胡萝卜去皮切段，改切成片。
2. 锅中注水烧开，加入盐、鸡粉，放入木耳，再倒入少许食用油，略煮一会；再放入胡萝卜片，拌匀，煮约半分钟断生。
3. 捞出煮好的食材，沥干水分待用。
4. 用油起锅，放入蒜末爆香，倒入木耳和胡萝卜，快速炒匀；淋入料酒、蚝油、盐、鸡粉炒匀，倒入水淀粉勾芡，放上葱段即可。

胡萝卜西红柿汤

🍃 口味：鲜　烹饪方法：煮

 指导

倒入蛋液时，要边倒边搅拌，这样打出的蛋花更美观。

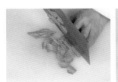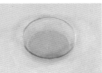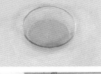

胡萝卜	......30克	葱花	.........少许
西红柿	.....120克	盐	.........少许
鸡蛋	..........1个	鸡粉	.........2克
姜丝	........少许	食用油	.......适量

烹饪时间 5分钟

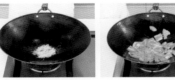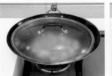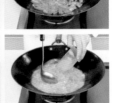

1. 将胡萝卜去皮，用斜刀切段，再切成薄片；西红柿切成片。
2. 鸡蛋打入碗中，搅拌均匀，待用。
3. 锅中倒入适量食用油烧热，放入少许姜丝爆香。
4. 倒入胡萝卜片、西红柿片，炒匀。
5. 注水，盖上盖，中火煮3分钟。
6. 揭开锅盖，加入盐、鸡粉拌匀，倒入备好的蛋液，边倒边搅拌，至蛋花成形后，关火盛入碗中，撒上葱花即可。

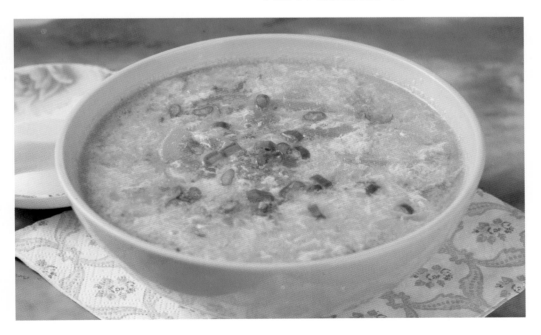

黄瓜

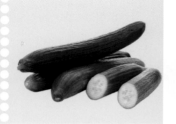

营养成分：蛋白质、食物纤维、矿物质、维生素P、乙醇、丙醇等，并含有多种游离氨基酸。

主要功效

黄瓜中的维生素P有保护心血管、降低血压的作用。黄瓜的热量很低，对于高血压、高血脂以及合并肥胖症的糖尿病患者来说是一种理想的食疗良蔬。

食用建议

黄瓜的营养价值很高，对于很多病症都有良好的食疗作用，肥胖、高血压、高血脂、水肿、癌症、糖尿病、热病患者可经常食用黄瓜，但是黄瓜也有一定的食用禁忌，脾胃虚弱、胃寒、腹痛腹泻、肺寒咳嗽者不宜常食黄瓜。

黄瓜蒸虾

口味：鲜　烹饪方法：蒸

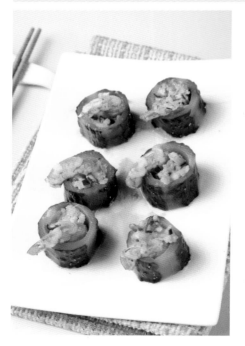

虾仁	80 克	盐	2 克
肉末	140 克	鸡粉	少许
黄瓜	170 克	白胡椒粉	少许
香菇	25 克	料酒	4 毫升
蒜末	少许	水淀粉	适量
葱花	少许		

1. 将黄瓜去皮切段，掏空瓜瓤；香菇切丁。
2. 把肉末装碗中，放入蒜末、葱花、料酒、白胡椒粉、盐、鸡粉，倒入水淀粉，拌匀。
3. 放入香菇丁，拌匀，制成馅料，待用。
4. 将黄瓜段摆放在蒸盘中，填入馅料，插上洗净的虾仁，放入烧开的蒸锅中。
5. 蒸约 10 分钟，至食材熟透，取出蒸盘。
6. 稍微冷却后食用即可。

烹饪时间 14分钟

凉拌黄瓜

🌿 口味：鲜　　烹饪方法：拌

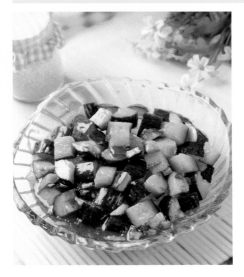

黄瓜 ....200 克　　陈醋 ....15 毫升
盐 ....3 克　　　蒜蓉辣酱 ....10 克
白糖 ....10 克　　芝麻油 ....适量
蚝油 ....15 克

烹饪时间 20 分钟

1. 将洗净的黄瓜用刀背拍松。
2. 将黄瓜切成块，装入盘中。
3. 放入盐、适量芝麻油、白糖，再放入蚝油、陈醋，加入蒜蓉辣酱，搅拌均匀。
4. 用保鲜膜将黄瓜封好，放入冰箱冷藏20分钟。
5. 取出后，去除保鲜膜，即可食用。

黄瓜汁

🌿 口味：甜　　烹饪方法：榨

烹饪时间 1 分钟

黄瓜 ....140 克
纯净水 ....适量
蜂蜜 ....25 克

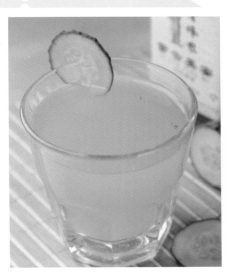

1. 将洗净的黄瓜去皮，切小块，备用。
2. 取备好的榨汁机，倒入黄瓜块，加入蜂蜜。
3. 注入适量纯净水，盖好盖子。
4. 选择"榨汁"功能，榨出黄瓜汁。
5. 断电后倒出黄瓜汁，装入杯中即可。

苦瓜

营养成分：胰岛素、蛋白质、脂肪、淀粉、维生素C、粗纤维、胡萝卜素和钙、磷、铁、钾等多种矿物质。

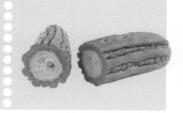

主要功效

苦瓜富含维生素C，对保持血管弹性、维持正常生理功能以及防治高血压、脑血管意外、冠心病等具有积极作用。苦瓜中的钾可以保护心肌细胞，能有效降低血压。

食用建议

苦瓜营养丰富，其营养价值很高，对于很多病症都有很好的食疗效果，一般人均可食用，特别适合糖尿病、高血压、癌症患者食用，但脾胃虚寒者不宜多食和生食，食之容易引起吐泻腹痛。另外由于苦瓜中含有奎宁，奎宁有刺激子宫收缩的作用，故孕妇不宜食用苦瓜。

双菇炒苦瓜

口味：苦　　烹饪方法：煮

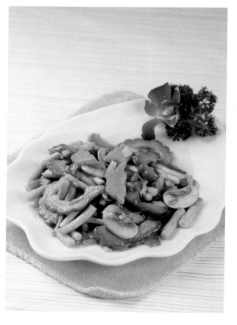

茶树菇	100 克	葱段	少许
苦瓜	120 克	生抽	3 毫升
口蘑	70 克	盐	2 克
胡萝卜片	少许	鸡粉	2 克
姜片	少许	水淀粉	3 毫升
蒜末	少许	食用油	适量

烹饪时间 2 分钟

1. 将茶树菇切段；苦瓜、口蘑切片。
2. 锅中注水烧开，放入食用油，倒入苦瓜煮1分钟；放入茶树菇、口蘑煮半分钟；倒入胡萝卜片略煮；捞出。
3. 用油起锅，放入少许姜片、蒜末、葱段，爆香，倒入食材，炒匀。
4. 放入生抽、盐、鸡粉炒匀；淋入水淀粉炒匀，盛入盘中即可。

苦瓜糙米饭

🍃 口味：清淡　烹饪方法：蒸

指导

糙米较硬，注入的清水要多一些，这样能改善米饭的口感。

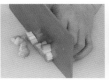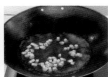

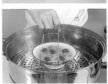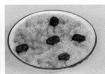

水发糙米 .... 170 克
苦瓜 .... 120 克
红枣 .... 20 克

烹饪时间
42 分钟

1. 将洗净的苦瓜切开，去除瓜瓤，再切条形，改切成小丁。
2. 锅中注水烧开，倒入苦瓜丁，搅拌匀，煮约半分钟，捞出。
3. 取一个干净的蒸碗，倒入洗净的糙米、焯煮好的苦瓜，铺平。
4. 注入适量清水，放入洗净的红枣。
5. 蒸锅上火烧开，放入蒸碗，盖上盖，用中火蒸约 40 分钟，至食材熟透。
6. 关火后揭开盖，取出蒸熟的糙米饭，待稍微冷却后即可食用。

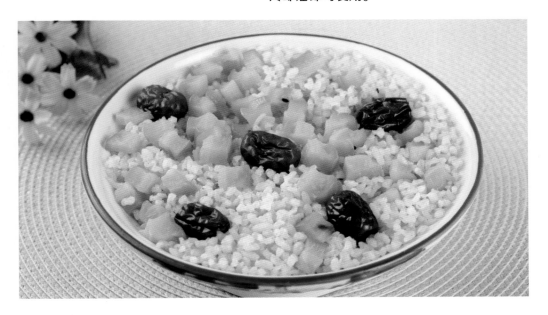

茄子

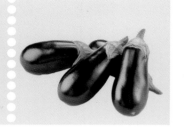

营养成分：蛋白质、维生素A、B族维生素、维生素C、维生素P、脂肪、糖类、黄酮类化合物以及多种矿物质等。

主要功效

茄子中维生素P的含量很高，能使血管壁保持弹性，防止微血管破裂出血，使心血管保持正常的功能。茄子还含有黄酮类化合物，具有抗氧化功能，能预防动脉硬化，保护心脏。

食用建议

茄子的营养价值较高，发热、咯血、便秘、高血压、动脉硬化、坏血病、眼底出血、皮肤紫斑症等容易内出血的人可经常食用茄子，但虚寒腹泻、皮肤疮疡、目疾患者以及孕妇均不宜食用。此外，茄子秋后味偏苦，寒性更甚，体质虚冷之人不宜多食。

蒸茄子

🍃 口味：咸　烹饪方法：蒸

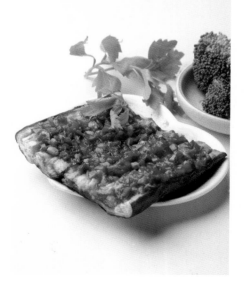

去蒂茄子	120克	酱油	适量
红椒末	20克	陈醋	适量
蒜末	适量	白糖	少许
姜末	适量	辣椒酱	适量
鸡粉	适量	食用油	适量

烹饪时间 46分钟

1. 将茄子对半切开，在两个平面上各划开几道口子，装盘待用。
2. 取一碗，倒入红椒末、辣椒酱，少许蒜末、姜末，鸡粉、陈醋、适量食用油、少许白糖，搅拌均匀，制成酱汁，将酱汁均匀倒在茄子上。
3. 电饭锅中倒入清水，放上蒸笼，放入茄子，选定"蒸煮"功能，蒸45分钟至茄子熟软入味后取出即可。

豆角烧茄子

🍃 口味：鲜　烹饪方法：炒

指导

茄条炸好后最好挤出多余的油，这样菜肴才不会太油腻。

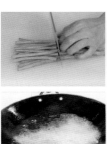
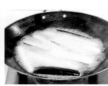
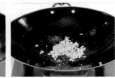
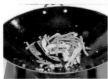
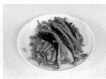

豆角	........130 克	盐	..........2 克
茄子	.........75 克	鸡粉	..........2 克
肉末	.........35 克	白糖	.........少许
红椒末	.......25 克	料酒	......4 毫升
蒜末	.........少许	水淀粉	.......适量
姜末	.........少许	食用油	.......适量
葱花	.........少许		

1. 将豆角切长段；茄子切长条；红椒切碎。
2. 热锅注油，烧至四五成热，倒入茄条，搅匀，炸至变软，捞出。
3. 油锅中倒入豆角，拌匀，炸至呈深绿色，捞出。
4. 用油起锅，倒入肉末，炒至变色；撒上少许姜末、蒜末，炒出香味。
5. 倒入红椒末，炒匀，倒入炸过的食材，用小火翻炒匀。
6. 加盐、少许白糖、鸡粉、料酒炒匀，再用适量水淀粉勾芡，关火盛入盘中，撒上少许葱花。

烹饪时间 3 分钟

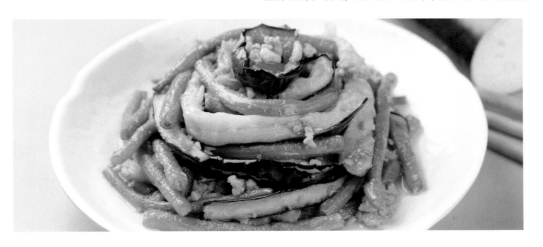

洋葱

营养成分：丰富的蛋白质、粗纤维、胡萝卜素、维生素 B_1、维生素 B_2、多种氨基酸以及钾、钙等。

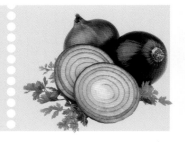

主要功效

洋葱富含钾、钙等元素，能减少外周血管和心脏冠状动脉的阻力，对抗人体内儿茶酚胺等升压物质的作用，促进钠盐的排泄，从而使血压下降。

食用建议

高血压、高血脂、动脉硬化、糖尿病、癌症、急慢性肠炎、痢疾等病症患者以及消化不良、饮食减少和胃酸不足者可经常食用洋葱，但皮肤瘙痒性疾病、眼疾以及胃病、肺胃发炎、热病患者不宜食用洋葱。另外，洋葱一次不可食用过多，以免发生胀气和排气过多。

芝麻洋葱拌菠菜

🍃 口味：清淡　　烹饪方法：拌

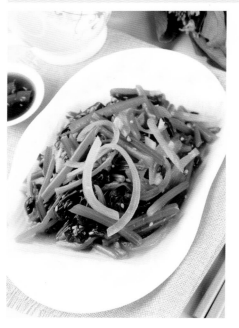

菠菜	200 克	白糖	3 克
洋葱	60 克	生抽	4 毫升
白芝麻	3 克	凉拌醋	4 毫升
蒜末	少许	芝麻油	3 毫升
盐	2 克	食用油	适量

烹饪时间 8分钟

1. 将洋葱去皮切成丝；菠菜切成段。

2. 锅中注水，淋入食用油，放入菠菜搅匀，煮半分钟；倒入洋葱丝搅匀，再煮半分钟，捞出食材，装入碗中。

3. 加入盐、白糖、生抽、凉拌醋、蒜末，搅拌至入味；淋上芝麻油拌匀；撒上白芝麻拌匀；盛入盘中即可。

西红柿炒洋葱

🍃 口味：清淡　烹饪方法：炒

指导

水淀粉不宜加太多，以免菜肴的汁水过多，影响口感。

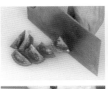 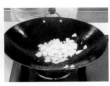

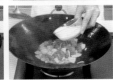

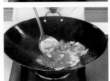 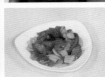

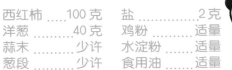

西红柿	100克	盐	2克
洋葱	40克	鸡粉	适量
蒜末	少许	水淀粉	适量
葱段	少许	食用油	适量

烹饪时间 3分钟

1. 将西红柿切成小块；洋葱去皮，切成小片。
2. 用油起锅，倒入少许蒜末，爆香，放入洋葱片，快速炒出香味。
3. 倒入切好的西红柿，翻炒片刻，至其析出水分。
4. 加盐，炒匀；再放入适量鸡粉，翻炒片刻，至食材断生。
5. 倒入适量水淀粉，快速翻炒一会儿，至食材熟软、入味。
6. 关火后盛出炒好的食材，装入盘中，撒上少许葱段即可。

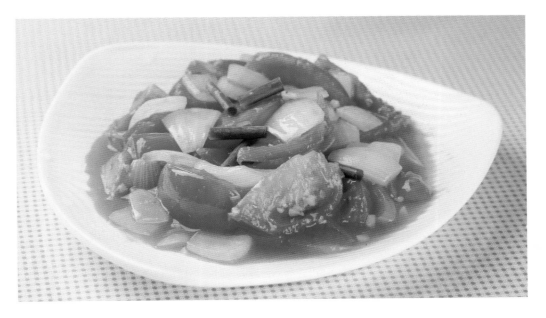

芦笋

营养成分：氨基酸、蛋白质、维生素、矿物质及钙、磷、钾、铁、锌、铜、锰、硒、铬等。

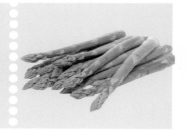

主要功效

芦笋含有人体必需的多种元素，如钙、磷、钾、铁、锌、铜、锰、硒、铬等，营养全面而且比例适当，这些元素对高血压及心脏病的防治有重要作用。

食用建议

高血压、高血脂、癌症、动脉硬化、体质虚弱、气血不足、营养不良、贫血、肥胖、习惯性便秘患者及肝功能不全、肾炎水肿、尿路结石者可经常食用，但芦笋中含嘌呤较多，所以痛风患者不宜食用。

牛肉芦笋卷

🌿 口味：鲜　烹饪方法：烤

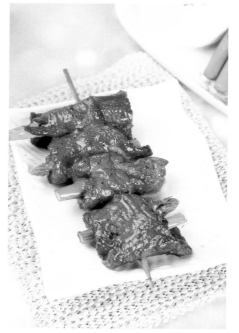

牛排片	120克
芦笋	70克
食用油	适量

烹饪时间 14分钟

1. 将洗净的芦笋切段，取牛排片，包上芦笋段，卷成卷。
2. 串成肉串，制成牛肉芦笋卷生坯。
3. 烤盘中铺好锡纸，刷上底油，放入芦笋卷生坯，摆好。
4. 推入预热的烤箱中，关紧箱门，调温度为200℃，选择"炉灯＋热网"和"双管发热"图标，烤约10分钟，至食材熟透，打开箱门，取出烤盘。
5. 稍微冷却后将菜肴装在盘中即可。

芦笋煨冬瓜

🍃 口味：清淡　　烹饪方法：炒

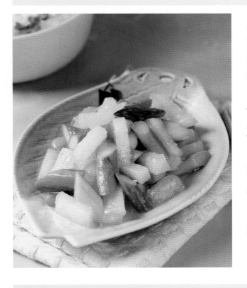

冬瓜	.... 230 克	鸡粉	.... 1 克
芦笋	.... 130 克	水淀粉	.... 适量
蒜末	.... 少许	芝麻油	.... 适量
盐	.... 1 克	食用油	.... 适量

烹饪时间 **3分钟**

1. 芦笋用斜刀切段；冬瓜切成小块。
2. 锅中注水烧开，倒入冬瓜、适量食用油拌匀，煮半分钟；倒入芦笋，煮半分钟捞出。
3. 用油起锅，用蒜末爆香；倒入材料炒匀。
4. 加入盐、鸡粉，倒入少许清水，炒匀；用大火煨煮约半分钟，至食材熟软。
5. 倒入适量水淀粉勾芡，淋上适量芝麻油拌炒均匀，至食材入味，关火后盛出即可。

芦笋银鱼汤

🍃 口味：鲜　　烹饪方法：煮

烹饪时间 **15分钟**

芦笋	.... 80 克	胡椒粉	.... 2 克
瘦肉	.... 100 克	鸡粉	.... 1 克
银鱼干	.... 60 克	水淀粉	.... 5 毫升
姜丝	.... 少许	料酒	.... 10 毫升
盐	.... 2 克	食用油	.... 适量

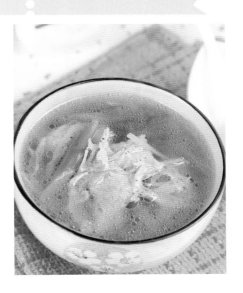

1. 将芦笋斜刀切段；瘦肉切片，加盐、胡椒粉、料酒、水淀粉、适量食用油拌匀，腌 10 分钟。
2. 将银鱼干倒入沸水锅中，去腥后捞出。
3. 用油起锅，将瘦肉片炒至转色，倒入姜丝，炒香；加入料酒、清水；倒入芦笋、银鱼干，搅匀，焯煮至食材熟软。
4. 加入盐、鸡粉、胡椒粉，搅匀调味，关火后盛出即可。

红薯

营养成分：蛋白质、淀粉、果胶、纤维素、氨基酸、维生素、黏多糖及多种矿物质。

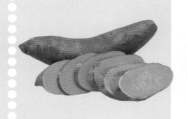

主要功效

红薯富含大量黏多糖类物质，可保持人体动脉血管的弹性，防止胆固醇在血管壁沉积，从而可有效降低血压，预防动脉硬化、冠心病以及脑卒中等病症。

食用建议

红薯营养价值很高，一般人群皆可食用，尤其适合高血压、高血脂、肥胖症、冠心病、动脉硬化、便秘、胶原病、癌症等患者食用，具有良好的食疗作用，但胃及十二指肠溃疡和胃酸过多的患者不宜食用，因其可以促使胃酸增多而加重胃黏膜的损伤，不利于胃及十二指肠溃疡、胃酸过多患者的病情。

红薯银耳枸杞羹

🍃 口味：甜　烹饪方法：煮

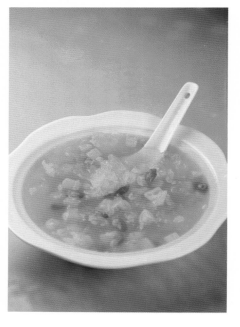

水发银耳	100 克
红薯	90 克
枸杞子	10 克
小苏打	适量
水淀粉	适量
冰糖	40 克

烹饪时间 22 分钟

1. 将银耳切去根部，切小块；红薯去皮，切丁。
2. 锅中注水烧开，撒上适量小苏打，倒入银耳块，拌匀，煮约 1 分钟，捞出。
3. 砂锅中注水烧开，倒入红薯丁、银耳块、枸杞子，搅拌匀，盖上盖，煮沸后转小火煮约 20 分钟，至银耳熟软。
4. 揭盖，放入冰糖，搅拌匀，转大火续煮一会儿，至冰糖完全溶化。
5. 倒入水淀粉，搅拌至汤汁浓稠盛出即可。

玉米红薯粥

🍃 口味：清淡　烹饪方法：煮

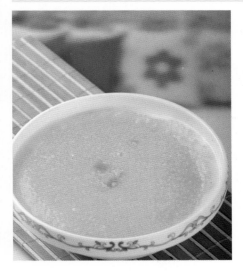

玉米碎 120克
红薯 80克

烹饪时间
21分钟

1. 将洗净去皮的红薯切块，再切条，改切成粒，备用。
2. 砂锅中注入适量清水烧开。
3. 倒入玉米碎。
4. 加入切好的红薯粒，搅拌匀。
5. 盖上盖，用小火煮 20 分钟，至食材熟透。
6. 揭开盖，搅拌均匀。
7. 关火后将煮好的粥盛出，装入碗中即可。

胡萝卜红薯汁

🍃 口味：甜　烹饪方法：榨

烹饪时间
7分钟

胡萝卜 ....90 克
红薯 120克
白开水 ....适量
蜂蜜 ....10 毫升

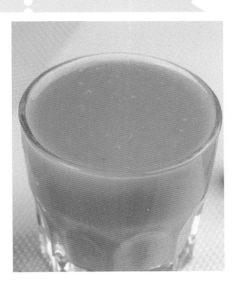

1. 将红薯、胡萝卜去皮，切成丁。
2. 锅中注水烧开，倒入红薯丁，煮至熟透，捞出。
3. 取榨汁机，选择搅拌刀座组合，倒入红薯、胡萝卜，加入适量白开水。
4. 盖上盖，选择"榨汁"功能，榨取蔬菜汁。
5. 揭开盖，放入蜂蜜，盖上盖，再次选择"榨汁"功能，搅拌均匀。
6. 揭盖，把搅拌匀的胡萝卜红薯汁倒入杯中。

莲藕

营养成分：蛋白质、脂肪、膳食纤维、碳水化合物、单宁酸等。

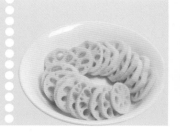

主要功效

莲藕含有大量的单宁酸，有降低血压、防止出血的作用，可治疗高血压引起的蛛网膜下腔出血以及脑出血症。

食用建议

莲藕的营养价值很高，对于许多病症都有很好的食疗作用，一般人皆可食用莲藕。尤其适合体弱多病、营养不良、高热病人、吐血者以及高血压、肝病、食欲不振、缺铁性贫血患者食用，但脾胃消化功能弱、大便溏薄的患者及产妇不宜食用。

雪梨拌莲藕

口味：清淡　烹饪方法：拌

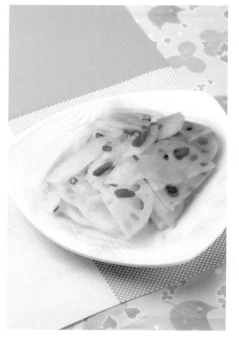

莲藕	200克
雪梨	180克
枸杞子	少许
葱花	少许
白糖	7克
白醋	11毫升
盐	3克

烹饪时间 3分钟

1. 将莲藕去皮，切成片；雪梨切成片。
2. 锅中注水烧开，加入白醋、盐，倒入藕片，搅匀，煮1分钟；放入雪梨，焯煮一会儿；捞出莲藕、雪梨，倒入碗中。
3. 放入少许葱花、枸杞子，加白糖、盐、白醋，搅拌至食材入味。
4. 将拌好的食材盛入盘中即可。

南瓜百合莲藕汤

🍃口味：甜　烹饪方法：煮

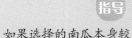指导

如果选择的南瓜本身较甜，可以适量少放些冰糖。

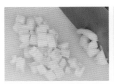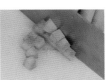

烹饪时间 26分钟

南瓜 .... 300 克
莲藕 .... 200 克
百合 .... 40 克
冰糖 .... 70 克

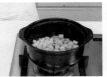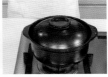

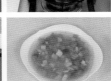

1. 将洗净去皮的莲藕切厚块，改切成丁。
2. 将洗好去皮的南瓜切条，改切成丁。
3. 砂锅中注入适量水烧开，放入莲藕丁、南瓜丁。
4. 盖上盖，烧开后用小火炖 20 分钟，至食材熟透。
5. 揭开盖，放入百合，加入冰糖，搅匀。
6. 盖上盖，煮 5 分钟至冰糖溶化，揭盖，拌匀，关火盛出即可。

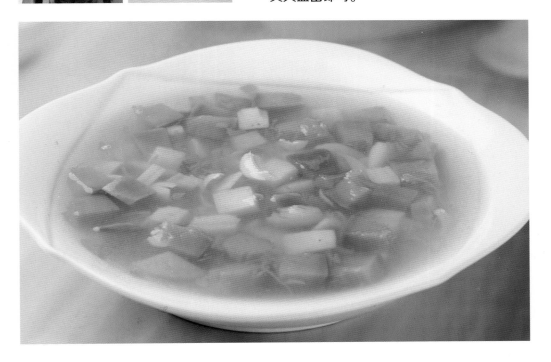

竹笋

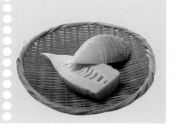

营养成分：丰富的蛋白质、氨基酸、糖类、钙、胡萝卜素、维生素 B₁、维生素 B₂ 和维生素 C。

主要功效

竹笋是高蛋白、低糖、低脂肪、低淀粉、多纤维食物，含有人体必需的 8 种氨基酸。研究发现，经常食用竹笋，可明显地降低高血压的发病率。

食用建议

竹笋营养丰富，一般人均可食用，尤其适合肥胖者、高血压患者、习惯性便秘者、糖尿病患者、心血管疾病患者等食用，但是有严重肾炎、尿路结石、胃痛出血、慢性肠炎、久泻滑脱的患者不宜常食。

清炒竹笋

🍃 口味：鲜　烹饪方法：炒

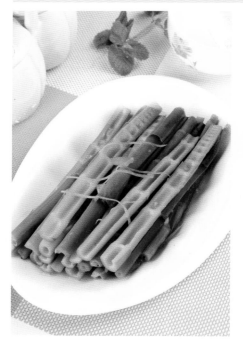

竹笋	300 克
姜丝	少许
葱白	少许
蒜末	少许
盐	3 克
水淀粉	10 毫升
料酒	适量
鸡粉	适量
食用油	适量

烹饪时间 3 分钟

1. 将竹笋去皮，去除根部，对半切开。
2. 锅中加水烧开，加食用油、盐，倒入竹笋，煮 2 分钟去除涩味，捞出。
3. 用油起锅，倒入少许姜丝、蒜末、葱白爆香，倒入竹笋，炒匀。
4. 淋入适量料酒，炒匀；加入盐、鸡粉，炒匀；淋入少许清水，煮沸。
5. 用水淀粉勾芡，炒至入味，盛出装盘即可。

竹笋炒鸡丝

口味：鲜　烹饪方法：炒

笋尖上部宜顺切，下部宜横切，这样烹制时不但易熟烂，而且更易入味。

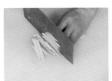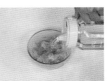

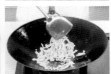

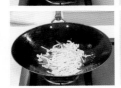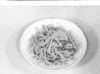

竹笋	170 克	盐	2 克
鸡胸肉	230 克	鸡粉	2 克
彩椒	35 克	料酒	3 毫升
姜末	少许	水淀粉	适量
蒜末	少许	食用油	适量

烹饪时间 12 分钟

1. 将竹笋切细丝；彩椒去蒂，切粗丝；鸡胸肉切细丝。
2. 鸡肉丝中加盐、鸡粉、适量水淀粉拌匀，再加入适量食用油，腌渍约 10 分钟。
3. 锅中注水烧开，放入竹笋丝拌匀，加盐、鸡粉，焯煮约半分钟，捞出。
4. 热锅注油，倒入少许姜末、蒜末，爆香，倒入鸡肉丝，炒匀。
5. 淋入料酒炒香，倒入彩椒丝、竹笋丝炒匀；加盐、鸡粉，炒匀调味。
6. 倒入水淀粉勾芡，拌炒至入味后盛出。

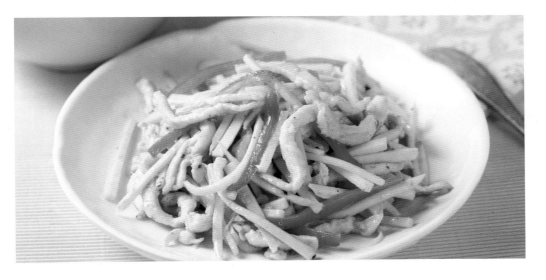

银耳

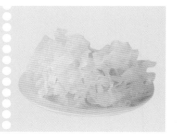

营养成分：蛋白质、碳水化合物、粗纤维、钙、磷、铁、硒、维生素 B$_1$、维生素 B$_2$、烟酸、维生素 D、16 种氨基酸。

主要功效

银耳富含维生素 D，能防止钙的流失，对防治高血压大有益处；因其富含硒等微量元素，故其还可以增强机体抗肿瘤的免疫功能。

食用建议

一般人皆可食用银耳，尤其适合虚劳咳嗽、肺痈、肺结核、痰中带血、虚热口渴、便秘下血、妇女崩漏、心悸失眠、神经衰弱、盗汗遗精、白细胞减少症、高血压、动脉粥状硬化、肿瘤、肝炎、阴虚火旺、老年慢性支气管炎、肺源性心脏病患者食用。

冬瓜银耳莲子汤

🌿 口味：甜　　烹饪方法：煮

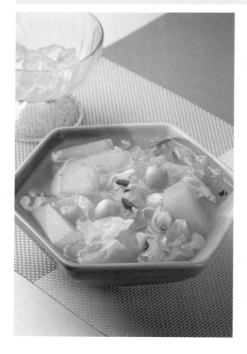

冬瓜 .... 300 克
水发银耳 .... 100 克
水发莲子 .... 90 克
冰糖 .... 30 克

烹饪时间 40 分钟

1. 将洗净的冬瓜去皮，切成丁；洗好的银耳切小块，备用。

2. 砂锅中注水烧开，倒入莲子、银耳块，盖上盖，小火煮 20 分钟。

3. 揭开盖，倒入冬瓜丁，拌匀；盖上盖，用小火再煮 15 分钟至冬瓜熟软。

4. 揭开盖，放入冰糖，拌匀，盖上盖，用小火续煮 5 分钟至冰糖溶化。

5. 关火后揭开盖，将煮好的汤料盛出，装入汤碗中即可。

双米银耳粥

🍃 口味：清淡　烹饪方法：煮

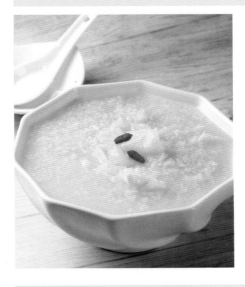

水发小米 .... 120 克
水发大米 .... 130 克
水发银耳 .... 100 克

烹饪时间
31 分钟

1. 将洗好的银耳切去黄色根部，再切成小块，备用。
2. 砂锅中注入适量清水烧开。
3. 倒入洗净的大米、小米，搅匀。
4. 放入切好的银耳，继续搅拌匀。
5. 盖上盖，烧开后用小火煮 30 分钟，至食材熟透。
6. 揭开盖，把煮好的粥盛碗中即可。

花生银耳牛奶

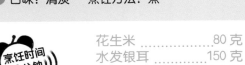

🍃 口味：清淡　烹饪方法：煮

烹饪时间
21 分钟

花生米 .... 80 克
水发银耳 .... 150 克
牛奶 .... 100 毫升

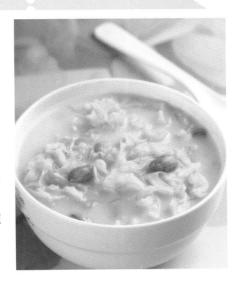

1. 将泡发洗好的银耳切小块，备用。
2. 砂锅中注入适量清水烧开。
3. 放入洗净的花生米，加入切好的银耳，搅拌匀。
4. 盖上盖，烧开后用小火煮 20 分钟。
5. 揭开盖，倒入备好的牛奶，用勺拌匀，煮至沸腾。
6. 关火后将煮好的花生银耳牛奶盛出，装入碗中即可。

黑木耳

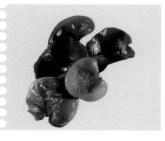

营养成分：蛋白质、脂肪和钙、钾、磷、铁及胡萝卜素、维生素 B₁ 等，还含磷脂、固醇等。

主要功效

黑木耳含丰富的钾，是优质的高钾食物，可有效降低血压，防止血液凝固，有助于减少动脉硬化、冠心病等疾病的发生，是心脑血管疾病患者的优选食物。

食用建议

黑木耳的营养价值很高，对于许多病症都有很好的食疗功效，一般人皆可食用，尤其适合脑血栓、冠心病、癌症、硅沉着病、结石、肥胖症等患者食用。黑木耳较难消化，具有一定的滑肠作用，故脾虚消化不良或大便稀烂者慎食。

芝麻拌黑木耳

🍃 口味：清淡　　烹饪方法：拌

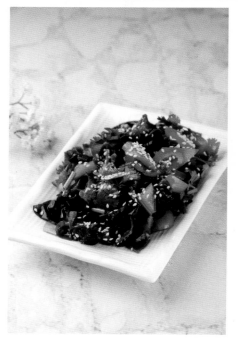

水发黑木耳 70克	鸡粉 2克
彩椒 50克	陈醋 5毫升
香菜 20克	芝麻油 2毫升
白芝麻 .... 少许	生抽 5毫升
盐 3克	食用油 .... 适量

烹饪时间 3分钟

1. 将黑木耳、彩椒切小块；香菜切段。
2. 锅中注水烧开，放入盐、食用油，倒入黑木耳，搅匀，煮半分钟。
3. 倒入彩椒块，拌匀煮半分钟至食材熟透，捞出黑木耳和彩椒装入碗中。
4. 加入盐、鸡粉，放入香菜段，淋上陈醋，倒入芝麻油、生抽，拌匀。
5. 盛入盘中，撒上少许白芝麻即可。

黄瓜炒木耳

🍃 口味：清淡　　烹饪方法：炒

黄瓜应用大火快炒，以免营养流失。

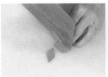
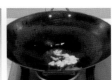
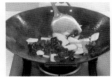
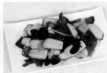

烹饪时间 3分钟

水发黑木耳	100克	盐	2克
黄瓜	180克	鸡粉	2克
胡萝卜	40克	白糖	2克
姜片	少许	水淀粉	10毫升
蒜末	少许	食用油	适量
葱段	少许		

1. 将胡萝卜去皮切成片；黄瓜切开，去瓤，用斜刀切段，备用。
2. 用油起锅，倒入少许姜片、蒜末、葱段，爆香。
3. 放入胡萝卜，炒匀，倒入洗好的黑木耳，炒匀；加入黄瓜，炒匀。
4. 加适量盐、鸡粉、白糖，炒匀；倒入水淀粉，炒匀；关火后盛出即可。

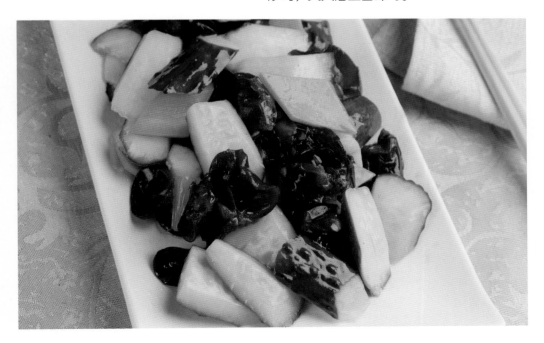

香菇

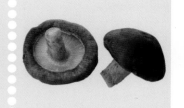

营养成分：含有碳水化合物、钙、磷、铁、维生素C、烟酸、蛋白质类物质、香菇多糖、天门冬素、氨基酸等。

主要功效

香菇的维生素 C 含量高，能软化血管，有效降低血压，还能促进人体新陈代谢，提高机体免疫力。香菇所含人体必需的 8 种氨基酸齐全、含量高，对高血压患者大有益处。

食用建议

一般人皆可食用香菇，尤其适合高血压、高血脂、动脉硬化、冠心病、癌症、糖尿病患者以及体质虚弱、气血不足、营养不良、食欲不振者食用；脾胃虚寒之人应少食香菇。香菇适合做汤或素炒，无论鲜品还是干品都不宜浸泡时间过长。

冬瓜烧香菇

🍃 口味：清淡　烹饪方法：炒

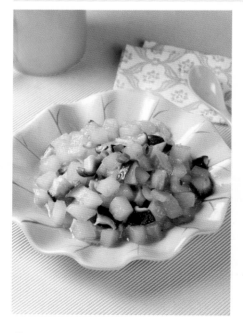

冬瓜	200 克	盐	2克
香菇	45 克	鸡粉	2克
姜片	少许	蚝油	5 毫升
葱段	少许	食用油	适量
蒜末	少许	水淀粉	适量

烹饪时间 4分钟

1. 将冬瓜去皮，切成丁；香菇切成小块。
2. 锅中注水烧开，加入适量食用油、盐，倒入冬瓜，煮约1分钟。
3. 倒入香菇搅散，煮约半分钟捞出。
4. 用油起锅，放入姜片、葱段、蒜末爆香，倒入食材，快速炒匀，注入少许清水炒匀，加入盐、鸡粉、蚝油。
5. 翻炒片刻，中火煮至食材入味，转大火收汁，倒入水淀粉，炒匀盛出。

香菇白萝卜汤

 指导

口味：清淡　　烹饪方法：煮

白萝卜不能煮太久，以免口感过于软绵，营养成分也会流失。

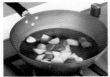
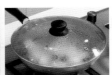
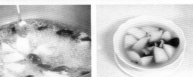

烹饪时间
4分钟

白萝卜块	150克
香菇	120克
葱花	少许
盐	2克
鸡粉	3克
胡椒粉	2克

1. 锅中注水烧开，放入洗净切好的白萝卜、香菇，拌匀。
2. 盖上盖，用大火煮约3分钟。
3. 揭盖，加盐、鸡粉、胡椒粉调味，拌煮片刻至食材入味。
4. 关火后盛出煮好的汤料，装入碗中，撒上少许葱花即可。

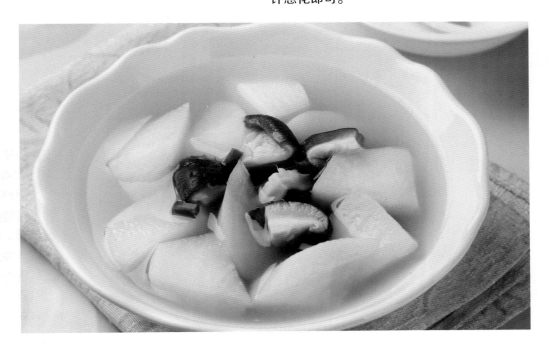

口蘑

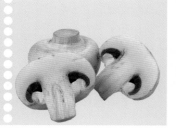

营养成分：大量的维生素D、膳食纤维、蛋白质，还含有叶酸、铁、钾、硒、铜、核黄素等。

主要功效

富含微量元素硒的口蘑是良好的补硒食品，它能够防止过氧化物损害机体，辅助治疗因缺硒引起的血压升高和血黏度增加。

食用建议

口蘑的营养价值很高，对于很多病症都有良好的食疗作用，一般人皆可食用，尤其适合糖尿病、高血压、高血脂、软骨病、肝炎、肺结核、癌症等患者食用，但是由于其蛋白质含量和钾含量均很高，肾脏疾病患者不宜食用，否则会加重肾脏疾病的病情。

口蘑焖豆腐

🌿 口味：鲜　　烹饪方法：焖

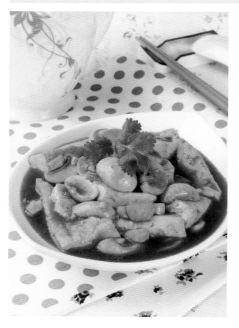

口蘑	60克	料酒	3毫升
豆腐	200克	生抽	2毫升
蒜末	少许	水淀粉	适量
葱花	少许	老抽	适量
盐	3克	食用油	适量
鸡粉	2克		

烹饪时间 5分钟

1. 将口蘑切片；豆腐切小方块。
2. 锅中注水烧开，放入盐、料酒、口蘑，搅匀，煮1分钟捞出；倒入豆腐块，煮1分钟，去除酸涩味，捞出。
3. 用油起锅，蒜末爆香，倒入口蘑，炒匀；注入适量清水，倒入豆腐块。
4. 加生抽、盐、鸡粉、老抽拌匀；盖上盖，焖2分钟；揭盖，大火收汁，水淀粉勾芡，盛入盘中，撒上葱花。

香菇口蘑粥

🍃口味：清淡　　烹饪方法：煮

指导

大米倒入砂锅后，可加入少许食用油拌匀，能使煮熟的米粒口感更佳。

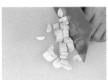
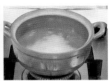
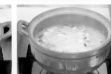

烹饪时间 42 分钟

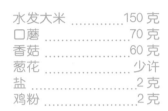

水发大米 ....150 克
口蘑 ....70 克
香菇 ....60 克
葱花 ....少许
盐 ....2 克
鸡粉 ....2 克

1. 将口蘑切小块，香菇切丁。
2. 砂锅中注水烧开，倒入大米搅匀，盖上盖，大火煮沸转小火煮 30 分钟。
3. 揭盖，倒入口蘑、香菇，拌匀；再盖上盖，小火煮 10 分钟，至食材熟透。
4. 取盖，加盐、鸡粉，搅匀，续煮至入味，关火后盛入汤碗中，撒上少许葱花即可。

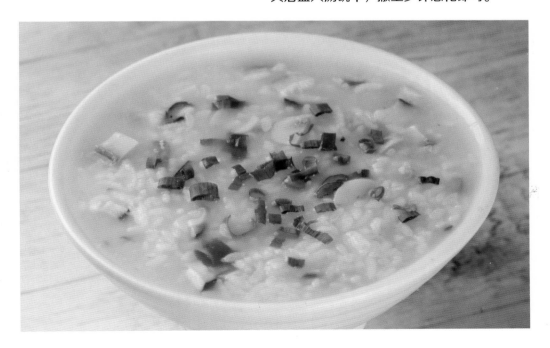

竹荪

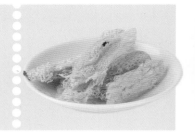

营养成分：蛋白质、氨基酸含量极为丰富，还有多种维生素和钙、磷、钾、镁、铁等矿物质。

主要功效

长期食用竹荪能调整中老年人体内血脂和脂肪酸的含量，有预防高血压的作用，能够保护肝脏，减少腹壁脂肪的积存，有俗称"刮油"的作用，有减肥、降血脂、降血压的效果。

食用建议

竹荪性凉，脾胃虚寒者、腹泻者不宜多吃。在众多的竹荪品种中，有一种黄裙竹荪，也叫杂色荪，菌裙的颜色为橘黄色或柠檬黄色，这种黄裙竹荪有毒，不可食用。

香菇炖竹荪

🍃口味：清淡　烹饪方法：蒸

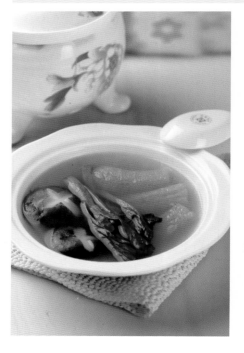

香菇	70 克
菜心	100 克
水发竹荪	40 克
高汤	200 毫升
盐	3 克
食用油	适量

烹饪时间 32 分钟

1. 将竹荪切成段；香菇切上十字花刀。
2. 锅中注水烧开，加盐、食用油，倒入菜心，搅匀，煮 1 分钟，捞出。
3. 香菇倒入沸水锅中，煮半分钟，加入竹荪，再煮半分钟捞出。
4. 将高汤倒入锅中煮沸，加盐，拌匀，倒入装有香菇和竹荪的碗中。
5. 将碗放入烧开的蒸锅中，隔水蒸 30 分钟取出，放入菜心即可。

芙蓉竹荪汤

🍃 口味：鲜　烹饪方法：煮

水发竹荪 70克	鸡粉 2克
鸡蛋 1个	芝麻油 ...2毫升
葱花 ....少许	食用油 ...适量
盐 2克	

烹饪时间 5分钟

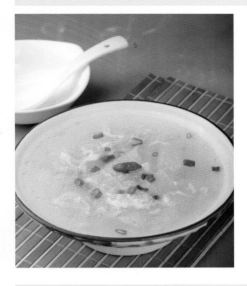

1. 将洗好的竹荪切成段。
2. 鸡蛋打入碗中，打散调匀，备用。
3. 锅中注入适量清水烧开，放入盐、鸡粉，淋入适量食用油。
4. 放入切好的竹荪，搅散开。
5. 盖上盖，煮沸，再煮2分钟，至其断生。
6. 揭开盖子，倒入蛋液，拌匀。
7. 淋入适量芝麻油，拌匀调味。
8. 关火后盛入碗中，撒入少许葱花即可。

竹荪莲子丝瓜汤

🍃 口味：清淡　烹饪方法：煮

丝瓜 120克	高汤 ...300毫升
玉兰片 ...140克	盐 2克
水发竹荪 ...80克	鸡粉 2克
水发莲子 ...120克	

烹饪时间 26分钟

1. 将洗好的竹荪切段；玉兰片切成小段。
2. 将洗净的丝瓜切成滚刀块，备用。
3. 砂锅中注水烧热，倒入高汤，拌匀。
4. 放入莲子、玉兰片，中火煮10分钟。
5. 揭开盖，倒入丝瓜、竹荪，拌匀。
6. 盖上盖，小火续煮15分钟至熟透。
7. 揭开盖，加入盐、鸡粉，拌匀调味。
8. 关火后盛出煮好的汤料即可。

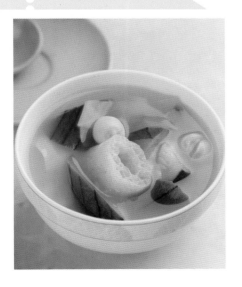

牛肉

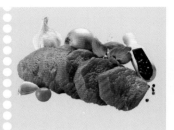

营养成分：蛋白质、脂肪、维生素 B_1、维生素 B_2、钙、磷、铁、肌醇、黄嘌呤、牛磺酸等。

主要功效

牛肉中蛋白质所含的氨基酸组成更接近人体需要，能提高机体抗病能力，且脂肪和胆固醇含量比猪肉低。因此，高血压患者适量食用牛肉有益健康。

食用建议

一般人皆可食用牛肉，尤其是高血压、冠心病、血管硬化和糖尿病患者以及老年人、儿童、身体虚弱者可经常食用，但内热者、肝病及肾病患者需慎食；牛肉为"发物"，湿疹、疥疮等皮肤病患者不宜食用。

口蘑蒸牛肉

🌿 口味：鲜　烹饪方法：煮

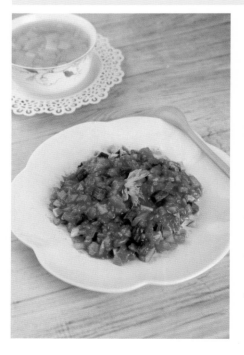

卤牛肉	125克
口蘑	55克
苹果	40克
胡萝卜	30克
西红柿	25克
洋葱	15克
番茄酱	10克
食用油	适量

烹饪时间 31分钟

1. 将口蘑、卤牛肉、胡萝卜切丁；西红柿切粒；洋葱切碎丁；苹果肉切块。

2. 将煎锅置于火上，注入适量食用油烧热，倒入洋葱、西红柿、胡萝卜、苹果，炒匀。

3. 放入番茄酱炒匀炒香，注水，大火煮沸，即成酱料，盛出待用。

4. 取1个蒸盘，放入口蘑、卤牛肉铺好，蒸盘放入烧开的蒸锅中，中火蒸约30分钟至熟，取出，浇上酱料即可。

小炒牛肉丝

🍃 口味：辣　　烹饪方法：炒

牛肉入锅后，应大火快炒，炒至变色后即可出锅，以免肉质变老，口感变差。

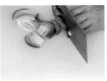
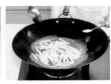
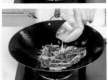

牛肉	300 克	小苏打	3 克
茭白	100 克	生抽	5 毫升
洋葱	70 克	料酒	5 毫升
青椒	25 克	盐	4 克
红椒	25 克	鸡粉	4 克
姜片	少许	水淀粉	4 毫升
蒜末	少许	豆瓣酱	适量
葱段	少许	食用油	适量

烹饪时间
15 分钟

1. 将洋葱、茭白切丝；红椒、青椒去籽，切细丝；牛肉切成丝，用生抽、鸡粉、盐、水淀粉、食用油拌匀，腌 10 分钟。
2. 锅中注水烧开，倒入茭白丝，搅拌片刻，加盐搅匀，煮约 1 分钟，捞出。
3. 热锅注油，烧至三四成热，倒入牛肉丝，快速滑油约半分钟，至其变色捞出。
4. 锅底留油，倒入姜片、葱段、蒜末，爆香，加入豆瓣酱，放入洋葱炒匀。
5. 倒入青椒丝、红椒丝、茭白丝、牛肉丝，加料酒、生抽、盐、鸡粉炒匀。
6. 加入适量水淀粉勾芡即可。

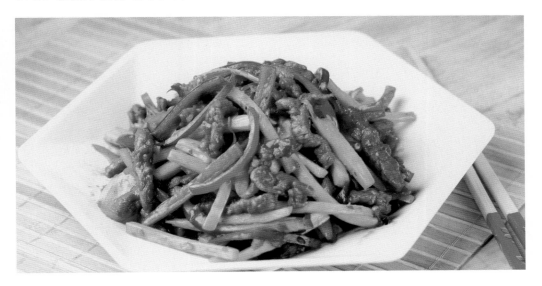

乌鸡

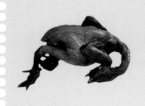

营养成分：丰富的黑色素、蛋白质、B 族维生素、
18 种氨基酸和 18 种微量元素。

主要功效

乌鸡在营养学上的最大特点是皮、肉、骨头、血和蛋都含有 DHA（二十二碳六烯酸）、
EPA（二十碳五烯酸）和维生素。因此，对于抑制和改善高血压症状有很好的作用。

食用建议

乌鸡的营养价值很高，对于很多病症都有良好的食疗功效，一般人皆可食用乌鸡，
尤其是体虚血亏、肝肾不足、脾胃不健者可经常食用，但感冒发热、咳嗽多痰、湿
热内蕴、腹胀、急性菌痢肠炎、皮肤疾病患者不宜多食。

蒸乌鸡

🍃 口味：鲜   烹饪方法：蒸

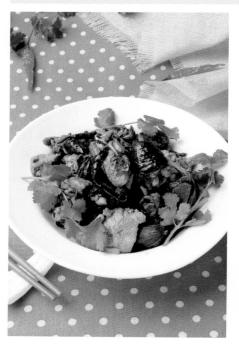

乌鸡	400 克
姜丝	8 克
葱段	10 克
草果	2 个
盐	2 克
鸡粉	2 克
料酒	5 毫升
生抽	10 毫升

烹饪时间
32 分钟

1. 将乌鸡斩成块，倒入沸水锅中，余煮 2 分钟
   去除血水和脏污，捞出。

2. 往乌鸡块中加入适量料酒、生抽、姜丝、草果、
   盐、葱段、鸡粉。

3. 搅拌均匀，腌渍 15 分钟至入味。

4. 将腌好的乌鸡块装盘，放入水已烧开的电蒸
   锅中。

5. 盖上盖，蒸 15 分钟至熟。

6. 揭开盖，取出蒸好的乌鸡即可。

首乌核桃炖乌鸡

🍃口味：鲜　烹饪方法：煮

指导

若所选用的乌鸡肉较老，可适当延长烹煮的时间。

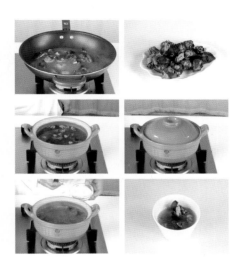

乌鸡块 250克
首乌 3克
核桃仁 20克
枸杞子 10克
盐 3克

烹饪时间
120分钟

1. 锅中注入适量清水烧开，倒入乌鸡块，汆煮片刻。
2. 关火后捞出汆煮好的乌鸡块，沥干水分，装入盘中待用。
3. 砂锅中注入适量清水烧开，倒入乌鸡块、首乌、核桃仁、枸杞子，拌匀。
4. 加盖，大火煮开转小火煮2小时至食材熟透。
5. 揭盖，加入盐，稍稍搅拌至入味。
6. 关火后盛出煮好的乌鸡，装入碗中即可。

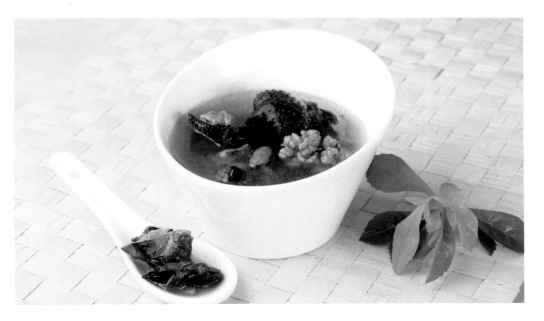

兔肉

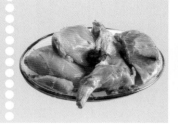

营养成分：蛋白质、糖类、脂肪、硫、钾、钠、B族维生素、卵磷脂等。

主要功效

兔肉属于高蛋白、低脂肪、低胆固醇的肉类，有"肉中之素"的雅名。常吃兔肉可以阻止血栓的形成，并且对血管壁有很明显的保护作用。

食用建议

兔肉是肥胖症、慢性胃炎、胃溃疡、十二指肠溃疡、结肠炎等患者比较理想的肉食，而且营养不良、气血不足、肝病、心血管疾病、糖尿病患者及儿童、老年人也宜常食兔肉，但是兔肉不宜与芹菜同食，否则易伤头发。此外，孕妇、阳虚者不宜食用。

葱香拌兔丝

口味：鲜　烹饪方法：拌

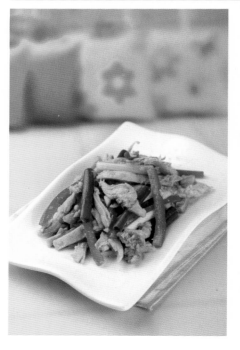

兔肉	300克
彩椒	50克
葱条	20克
蒜末	少许
盐	3克
鸡粉	3克
生抽	4毫升
陈醋	8毫升
芝麻油	少许

烹饪时间 7分钟

1. 将彩椒切成丝；葱条切小段。
2. 锅中注水烧开，倒入洗净的兔肉。
3. 盖上盖，中火煮5分钟至熟透。
4. 关火后捞出放凉，切成兔肉丝。
5. 将兔肉丝装入碗中，倒入彩椒丝、少许蒜末。
6. 加入盐、鸡粉、生抽、陈醋、芝麻油，拌匀；撒上葱段，搅拌至入味。
7. 拌好的菜肴盛入盘中，摆好即成。

红枣板栗焖兔肉

🍃 口味：鲜　　烹饪方法：焖

将红枣去核再煮，这样更方便食用。

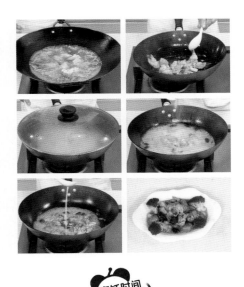

烹饪时间
57分钟

兔肉块	230克	盐	2克
板栗肉	80克	鸡粉	2克
红枣	15克	胡椒粉	3克
姜片	少许	芝麻油	3毫升
葱条	少许	水淀粉	10毫升
料酒	7毫升	食用油	适量

1. 将兔肉块倒入沸水锅中，大火氽去血水，放入料酒、姜片、葱条，略煮后捞出。
2. 用油起锅，放入兔肉块，炒匀，倒入姜片、葱条，爆香，淋入料酒，炒匀。
3. 注入适量清水，倒入红枣、板栗肉，盖上盖，烧开后用小火焖约40分钟。
4. 加盐，中小火焖15分钟。
5. 加鸡粉、胡椒粉、芝麻油，转大火收汁，用水淀粉勾芡。
6. 关火后盛出焖煮好的菜肴即可。

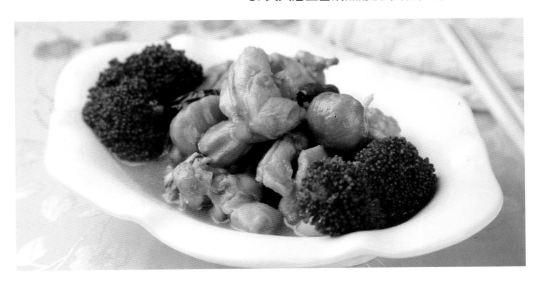

鸽肉

营养成分：16 种人体所需氨基酸。

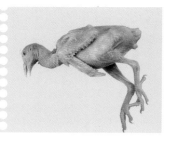

主要功效

鸽肉属高蛋白、低脂肪、低热量食物，对降低血压、血脂有一定的疗效，同时，鸽肉还能促进血液循环，预防动脉粥状硬化、脑梗死、脑卒中、冠心病等病症的发生。

食用建议

体虚、头晕、毛发稀疏脱落、头发早白、未老先衰、神经衰弱、记忆力减弱、贫血、高血压、高脂血症、冠心病、动脉硬化、妇女血虚经闭、习惯性流产、男子不育、精子活动力减退、睾丸萎缩、阴囊湿疹瘙痒等病症患者可经常食用鸽肉，但食积胃热、先兆流产、尿毒症、体虚乏力患者不宜食用。

山药芡实老鸽汤

🌿 口味：鲜　烹饪方法：煮

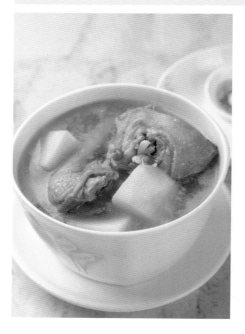

老鸽肉	200 克	枸杞子	少许
芡实	50 克	高汤	适量
山药	200 克	盐	2 克
桂圆肉	少许		

烹饪时间 200 分钟

1. 锅中注水烧开，放入老鸽肉，搅匀，煮 5 分钟，余去血水。
2. 捞出鸽肉后过冷水，盛出备用。
3. 另起锅，注入适量高汤烧开，放入鸽子肉、山药、芡实，拌匀。
4. 盖上盖，大火煮开后调至中火，煮 3 小时至食材熟透，揭盖，加入桂圆肉、枸杞子、盐、拌匀，至食材入味。
5. 盖上盖煮 10 分钟后盛出即可。

菌菇鸽子汤

🍃 口味：鲜　烹饪方法：煮

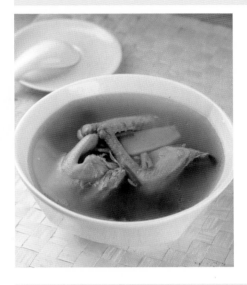

鸽子肉	400克	葱段	少许
蟹味菇	80克	盐	2克
香菇	75克	鸡粉	2克
姜片	少许	料酒	8毫升

烹饪时间 37分钟

1. 将鸽子肉斩成小块，倒入沸水锅，淋入料酒，搅匀，煮约半分钟，余去血渍，捞出。
2. 砂锅中注水烧开，倒入鸽子肉，撒上少许姜片，淋入料酒，盖上盖，烧开后炖煮约20分钟，至肉质变软。
3. 揭盖，倒入蟹味菇、香菇，搅拌匀，盖好盖，用小火续煮约15分钟，至食材熟透。
4. 揭开盖，加鸡粉、盐，拌匀调味，至汤汁入味后盛入汤碗中，撒上少许葱段即可。

红枣乳鸽粥

🍃 口味：鲜　烹饪方法：煮

乳鸽块	270克	盐	1克
水发大米	120克	料酒	4毫升
红枣	25克	老抽	适量
姜片	少许	蚝油	适量
葱段	少许	食用油	适量

烹饪时间 45分钟

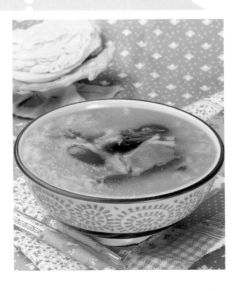

1. 将红枣切小块，乳鸽块装入碗中，加盐、料酒、蚝油、姜片、葱段拌匀，腌渍15分钟。
2. 用油起锅，倒入乳鸽块，炒匀；加入料酒提味，倒入老抽上色；盛出后，拣去姜片、葱段待用。
3. 砂锅注水烧开，倒入大米、红枣拌匀，盖上盖煮开后用小火煮10分钟。
4. 倒入乳鸽块，中小火煮20分钟；盛出即可。

鹌鹑

营养成分：卵磷脂、维生素 P。

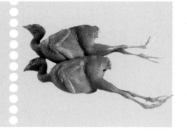

主要功效

鹌鹑是典型的高蛋白、低脂肪、低胆固醇食物，且鹌鹑肉中含有维生素 P 等成分，常食有防治高血压及动脉硬化之功效，同时还能有效降低血脂，也适合高脂血症患者食用。

食用建议

高血压、血管硬化、结核病、肥胖症、小儿疳积、肾炎水肿、泻痢、胃病、神经衰弱和支气管哮喘等患者，以及营养不良、体虚乏力、贫血头晕、皮肤过敏者可以食用，但重症肝炎晚期、肝功能极度低下、感冒患者忌食。

冬菇蒸鹌鹑

🍃 口味：鲜　　烹饪方法：蒸

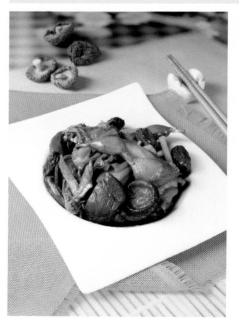

鹌鹑	200 克	生抽	4 毫升
红枣	40 克	蚝油	5 毫升
水发冬菇	90 克	水淀粉	10 毫升
姜片	少许	食用油	适量
葱段	少许	盐	适量
料酒	5 毫升	鸡粉	适量

烹饪时间 30 分钟

1. 将冬菇切去柄；鹌鹑斩成块状。
2. 取碗，放入鹌鹑块、红枣、冬菇。
3. 再放姜片、葱段，加料酒、生抽，放蚝油、盐、鸡粉、水淀粉拌匀，淋入食用油拌匀，装入蒸盘中。
4. 蒸锅上火烧开，放上蒸盘，盖上锅盖，大火蒸 25 分钟至熟。
5. 掀开锅盖，将鹌鹑取出即可。

首乌枸杞炖鹌鹑

🌿 口味：鲜　　烹饪方法：煮

熬煮此汤时，火候不宜过大，这样鹌鹑肉更易入味。

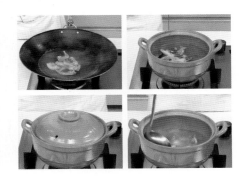
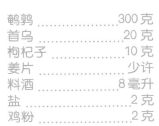

鹌鹑	300克
首乌	20克
枸杞子	10克
姜片	少许
料酒	8毫升
盐	2克
鸡粉	2克

烹饪时间 31分钟

1. 将鹌鹑斩块，倒入沸水锅中，淋入料酒，拌匀，煮沸，氽去血水捞出。
2. 锅中注水烧开，放入首乌、姜片，倒入鹌鹑，加入枸杞子。
3. 盖上盖，烧开后用小火煮30分钟，至食材熟透。
4. 揭盖，放入鸡粉、盐，拌匀调味，关火后盛入汤碗中即可。

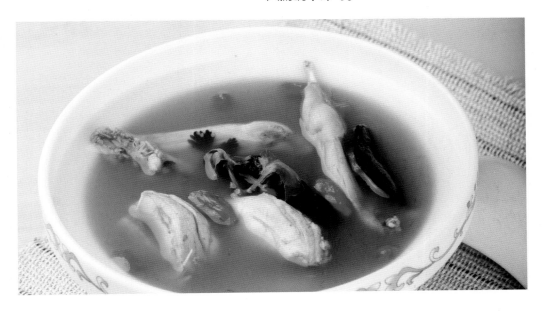

草鱼

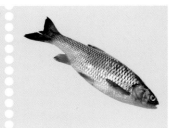

营养成分：丰富的蛋白质、脂肪、钙、磷、铁、维生素 B_1、维生素 B_2、烟酸等。

主要功效

草鱼含有丰富的不饱和脂肪酸，对降低血压、加速血液循环有很好的食疗效果，同时还能预防冠心病、动脉硬化、脑卒中等病的发生，是心血管病人的良好食物。

食用建议

一般人均可食用，尤其适合虚劳、风虚头痛、肝阳上亢型高血压、久疟患者食用。此外，冠心病、高血脂、糖尿病、脑卒中、小儿发育不良、水肿、肺结核、产后乳少等患者均可经常食用草鱼，但女子在月经期不宜食用。

清蒸草鱼段

🌿 口味：鲜　烹饪方法：蒸

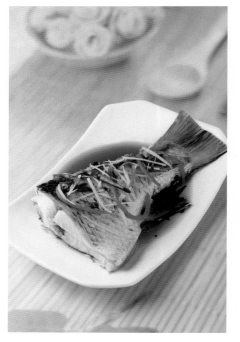

草鱼肉	370克
姜丝	少许
葱丝	少许
彩椒丝	少许
蒸鱼豉油	少许

烹饪时间 20分钟

1. 将洗净的草鱼肉由背部切一刀，放在蒸盘中，待用。
2. 蒸锅上火烧开，放入蒸盘。
3. 再盖上盖，用中火蒸约15分钟，至食材熟透。
4. 揭开盖，取出蒸盘。
5. 撒上少许姜丝、葱丝、彩椒丝，淋上蒸鱼豉油即可。

浇汁草鱼片

🍃 口味：鲜　烹饪方法：煮

指导

将草鱼打上花刀后再切片，会更容易入味。

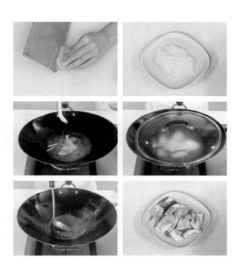

草鱼	320 克	胡椒粉	2 克
水发粉丝	120 克	料酒	4 毫升
姜片	少许	陈醋	7 毫升
葱条	少许	白糖	适量
盐	适量	水淀粉	适量
鸡粉	3 克	食用油	适量

烹饪时间 7 分钟

1. 将草鱼取鱼肉，切成片。
2. 粉丝倒入沸水锅中，煮至变软后捞出。
3. 用油起锅，倒入姜片、葱条，爆香，注水，加入盐、鸡粉，淋入料酒，拌匀。
4. 放入草鱼片，拌匀，盖上盖，烧开后煮约 5 分钟，揭盖，捞出放在粉丝上。
5. 锅中注水烧热，加盐、鸡粉、白糖、陈醋拌匀，撒上胡椒粉，倒入水淀粉。
6. 搅拌均匀，调成味汁，关火后盛出，浇在草鱼片上即可。

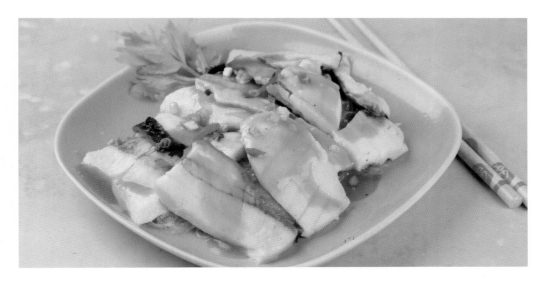

鲫鱼

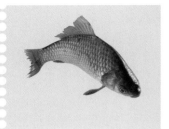

营养成分：丰富的蛋白质、脂肪、钙、铁、锌、磷等矿物质以及多种维生素。

主要功效

鲫鱼中所含的蛋白质质优，且种类齐全，可有效防治高血压、动脉硬化，降低胆固醇和血液黏稠度，预防心脑血管疾病。

食用建议

鲫鱼的营养价值很高，对于很多疾病都有很好的食疗功效，慢性肾炎水肿、肝硬化腹水、营养不良性水肿、孕妇产后乳汁缺少以及脾胃虚弱、饮食不香、小儿麻疹初期、痔疮出血、慢性久痢等病症患者可经常食用，但感冒者、痛风患者不宜多食。

芹菜鲫鱼汤

🍃 口味：鲜　　烹饪方法：煮

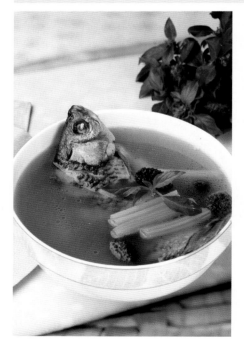

芹菜	60克	盐	1克
鲫鱼	160克	鸡粉	1克
砂仁	8克	胡椒粉	1克
制香附	10克	料酒	5毫升
姜片	少许	食用油	适量

烹饪时间 73分钟

1. 将芹菜切段；鲫鱼两面切一字花刀。
2. 用油起锅，放入鲫鱼，稍煎2分钟至表面微黄，放入姜片爆香，淋入料酒，注水；倒入砂仁、制香附搅匀。
3. 加盖，用大火煮开后转小火续煮1小时至鲫鱼熟透；揭盖，倒入芹菜，加盖，续煮10分钟至食材熟软。
4. 揭盖，加盐、鸡粉、胡椒粉拌匀。
5. 关火后盛出即可。

莲子鲫鱼汤

🍃 口味：鲜　烹饪方法：煮

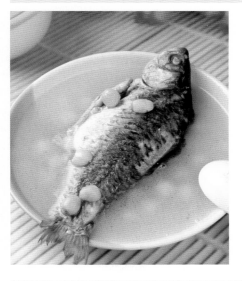

鲫鱼	1条	盐	5克
水发莲子	30克	食用油	15毫升
姜片	3片	黄酒	5毫升
葱白	3克		

烹饪时间 34分钟

1. 用油起锅，放入处理好的鲫鱼，轻轻晃动煎锅，使鱼头、鱼尾都沾上油。
2. 盖上盖，煎1分钟至呈金黄色，揭盖，翻面，再煎1分钟至呈金黄色。
3. 倒入适量热水，没过鱼身，加入葱白、姜片、料酒，盖上盖，大火煮沸。
4. 揭盖，倒入泡好的莲子，拌匀，盖上盖，小火煮30分钟至有效成分析出。
5. 揭盖，倒入盐拌匀，关火盛出即可。

鲫鱼薏米粥

🍃 口味：鲜　烹饪方法：煮

烹饪时间 47分钟

鲫鱼	400克	盐	2克
薏米	100克	鸡粉	2克
大米	200克	料酒	适量
枸杞子	少许	芝麻油	适量

1. 处理干净的鲫鱼切成大段，备用。
2. 砂锅中注水烧热，放入薏米、大米、鲫鱼，拌匀加盖，大火煮开后转小火续煮至食材熟透。
3. 揭盖，加入料酒，拌匀，再加盖，略煮一会儿，去除腥味。
4. 揭盖放入少许枸杞子，续煮5分钟至其熟软，加入盐、鸡粉、芝麻油，拌匀。
5. 关火后盛入碗中即可。

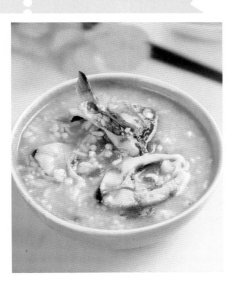

武昌鱼

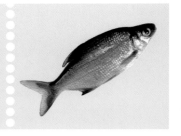

营养成分：每100克武昌鱼中含有蛋白质18.3克、脂肪6.3克，还含有胆固醇、B族维生素、维生素C、维生素E、烟酸、钙、铁、锌、镁、铜、磷、钠、硒等。

主要功效

武昌鱼含有丰富的不饱和脂肪酸和钙元素，高钙的摄入可抵抗钠的有害作用，对降低血压、促进血液循环大有益处，是预防高血压以及动脉硬化等心脑血管疾病的良好食物。

食用建议

武昌鱼的营养价值很高，对于很多病症都有良好的食疗功效，一般人皆可食用，尤其适合食欲不振、营养不良、贫血症、低血糖、高血压、动脉血管硬化患者以及慢性痢疾等慢性虚弱性疾病患者食用，但痛风患者忌食。

葱香清蒸武昌鱼

🍃 口味：鲜　烹饪方法：蒸

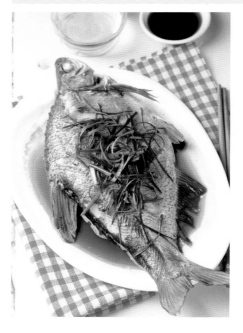

武昌鱼	400克
葱丝	15克
姜片	8克
蒸鱼豉油	10毫升
盐	2克
料酒	8毫升
食用油	适量

烹饪时间 12分钟

1. 将武昌鱼的两面划上一字花刀，在鱼的两面均匀抹上盐，淋上料酒。
2. 取一个盘，盘中交叉摆上一双筷子，放上两片姜，摆上武昌鱼，再放入剩余料酒、姜片，腌渍5分钟。
3. 电蒸锅烧开上气，放入武昌鱼，定时10分钟；将鱼取出，拣去姜片，铺上葱丝。
4. 热锅注油烧至八成热，淋在武昌鱼上，倒入蒸鱼豉油即可。

酱烧武昌鱼

口味：咸　烹饪方法：焖

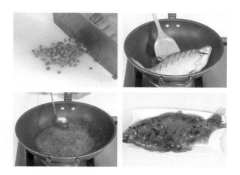

武昌鱼	650 克	胡椒粉	2 克
红椒	30 克	白糖	1 克
姜末	少许	陈醋	5 毫升
蒜末	少许	水淀粉	5 毫升
葱花	少许	料酒	10 毫升
黄豆酱	30 克	食用油	适量
盐	3 克	鸡粉	适量

烹饪时间 23 分钟

1. 将红椒切丁；武昌鱼两面划一字花刀。
2. 在武昌鱼一面撒上盐抹匀，撒上胡椒粉，淋入料酒，另一面相同，腌 10 分钟。
3. 热锅注油，放入武昌鱼，煎约 1 分钟至两面微黄，关火后盛出待用。
4. 另起油锅，姜末、蒜末爆香，倒入黄豆酱炒匀，注水，放入武昌鱼，加盐、白糖、鸡粉、陈醋，小火焖 10 分钟盛出。
5. 锅中汤汁里加红椒；边倒水淀粉边搅拌；倒入食用油，搅匀；放入葱花拌匀。
6. 关火后盛出酱汁浇到武昌鱼身上即可。

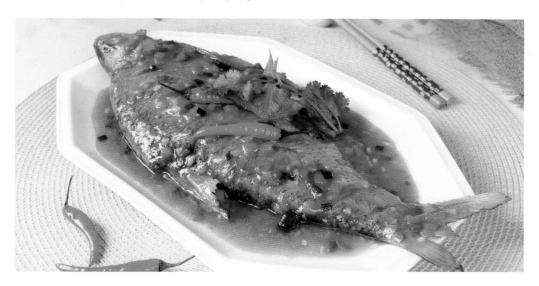

鲍鱼

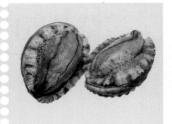

营养成分：蛋白质、脂肪、无机盐、钙、铁、碘、锌、磷和维生素A、维生素B₁等。

主要功效

鲍鱼能养阴、平肝、固肾，可调节肾上腺分泌，具有双向调节血压的作用，血压高者可调低，血压低者可调高，同时还能预防高血压性动脉硬化、脑卒中等并发症。

食用建议

痛风、感冒、发热、喉咙痛患者不宜使用。食用时，需要在冷水中浸泡48小时，将干鲍四周刷洗干净，彻底去沙，否则会影响到鲍鱼的口感与品质，然后先蒸后炖。

姜葱蒸小鲍鱼

🍃 口味：鲜　烹饪方法：蒸

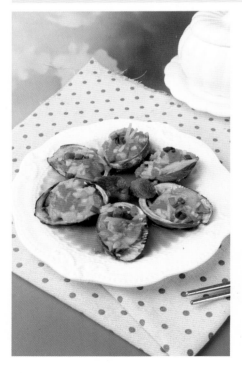

小鲍鱼	6只
红椒丁	15克
葱花	5克
蒜末	15克
姜丝	10克
盐	2克
蒸鱼豉油	10毫升
食用油	适量

烹饪时间 8分钟

1. 将处理好的小鲍鱼肉两面上划上花刀，撒上盐后再放入壳中。
2. 用油起锅，放入姜丝，倒入红椒丁、蒜末，翻炒爆香，浇在鲍鱼上，待用。
3. 电蒸锅注水烧开上气，放入小鲍鱼，盖上盖，调转旋钮定时8分钟。
4. 待8分钟后，掀开锅盖，取出鲍鱼，淋上蒸鱼豉油，撒上葱花即可。

鲍鱼粥

🍃 口味：鲜　烹饪方法：煮

指导

鲍鱼的内脏不能食用，因为其中含有许多光致敏毒素。如不注意，可能会使人身体产生炎症或毒素反应。

烹饪时间 8分钟

水发大米	180克
鲍鱼肉	70克
菜心	100克
姜丝	少许
葱花	少许
盐	4克
鸡粉	3克
料酒	4毫升
芝麻油	2毫升
食用油	少许

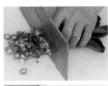 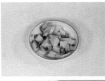 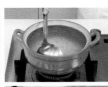
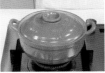 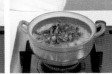 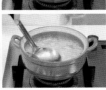

1. 将菜心切碎，鲍鱼肉切成丁。
2. 鲍鱼肉中放盐、鸡粉、料酒抓匀，腌渍 10 分钟至入味。
3. 砂锅中注水烧开，倒入大米，加少许食用油，搅拌匀。
4. 盖上盖，小火煮 30 分钟至大米熟软，揭盖，放入少许姜丝、鲍鱼肉，拌匀。
5. 盖上盖，用小火煮 5 分钟，揭盖，倒入菜心，搅拌匀。
6. 加入盐、鸡粉、芝麻油，拌匀调味，把煮好的粥盛入汤碗中，撒上少许葱花即可。

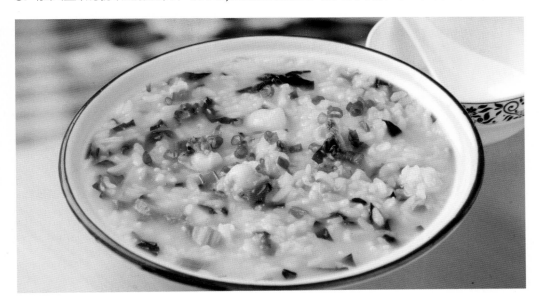

海参

营养成分：丰富的蛋白质和钙等。

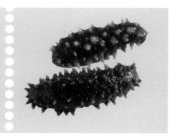

主要功效

海参含胆固醇低，脂肪含量相对少，是典型的高蛋白、低脂肪、低胆固醇食物，对高血压、冠心病、高脂血症、肝炎等病人及老年人堪称食疗佳品。

食用建议

高血压、冠心病、肝炎、再生障碍性贫血、糖尿病、胃溃疡、肾虚阳痿、腰膝酸软、骨质疏松等患者可经常食用海参，但急性肠炎、菌痢、感冒、咳痰、气喘和大便溏薄、出血兼有瘀滞及湿邪阻滞的患者忌食。

海参炒时蔬

🌿 口味：鲜　　烹饪方法：炒

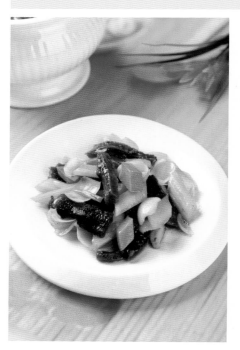

西芹	20克	鸡粉	2克
胡萝卜	150克	水淀粉	适量
水发海参	100克	料酒	适量
百合	80克	蚝油	适量
姜片	少许	芝麻油	适量
葱段	少许	高汤	适量
盐	3克	食用油	适量

烹饪时间 3分钟

1. 将西芹切小段，胡萝卜去皮，切小块。
2. 锅中注水烧开，倒入胡萝卜、西芹、百合拌匀，略煮一会儿，捞出。
3. 用油起锅，放入姜片、葱段，倒入海参，注入高汤，加盐、鸡粉、蚝油、料酒，拌匀，略煮一会儿。
4. 倒入西芹、胡萝卜炒匀，倒入适量水淀粉勾芡，淋入芝麻油，炒匀。
5. 关火后盛入盘中即可。

菌菇烩海参

🍃 口味：鲜　　烹饪方法：焖

海参可用温水泡发，这样可以更彻底地清除其中的杂质。

水发海参	85克	盐	适量
鸡腿菇	35克	鸡粉	2克
西蓝花	120克	白糖	少许
蟹味菇	30克	胡椒粉	少许
水发香菇	40克	料酒	4毫升
彩椒	15克	生抽	5毫升
姜片	少许	芝麻油	适量
葱段	少许	水淀粉	适量
高汤	120毫升	食用油	适量

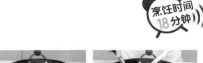

烹饪时间 18分钟

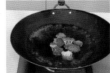
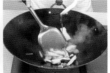

1. 将鸡腿菇、海参、彩椒切粗条；蟹味菇切去根部；香菇斜刀切片；西蓝花切小朵。
2. 锅中注水烧开，放入西蓝花，加盐拌匀，煮约2分钟至断生，捞出。
3. 用油起锅，放姜片、葱段爆香，倒入鸡腿菇、蟹味菇、香菇片炒匀，淋入料酒。
4. 注入高汤，加生抽、盐、鸡粉、白糖拌匀，倒入海参，大火略煮，盖上盖，小火焖约15分钟，至食材熟透。
5. 倒入彩椒丝，放入胡椒粉、芝麻油炒匀，倒入水淀粉，大火快炒至汤汁收浓。
6. 关火后盛入盘中，用西蓝花围边即可。

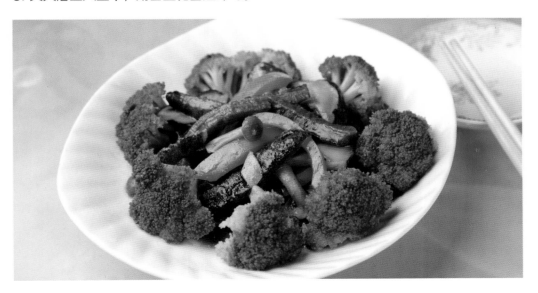

螃蟹

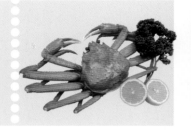

营养成分：丰富的维生素 A、维生素 C、维生素 B₁、维生素 B₂、钙、磷、铁、氨基酸、烟碱酸等。

主要功效

螃蟹是典型的高蛋白、低脂肪、低热量食物，且富含多种微量元素，可有效降低血压、血脂，对高血压、高血脂以及糖尿病等患者都有较好的食疗作用。

食用建议

螃蟹的营养价值很高，对于很多病症都有良好的食疗功效，跌打损伤、伤筋断骨、瘀血肿痛、产妇胎盘残留、临产阵缩无力、减肥者均适宜常食螃蟹，但患伤风、发热、胃痛以及腹泻、慢性胃炎、胃及十二指肠溃疡、脾胃虚寒等病症患者不宜食用螃蟹。

桂圆蟹块

🍃 口味：鲜　烹饪方法：炒

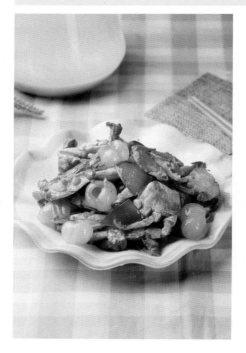

蟹块	400 克	料酒	10 毫升
桂圆肉	100 克	生抽	5 毫升
洋葱	50 克	生粉	20 克
姜片	少许	盐	2 克
蒜片	少许	鸡粉	2 克
葱段	少许		

1. 将蟹块装入盘中，撒上生粉，拌匀。
2. 热锅注油，烧至六成热，放入蟹块，炸约半分钟至其呈鲜红色捞出。
3. 锅底留油，放入洋葱、姜片、蒜片、葱段爆香，倒入蟹块，淋入料酒。
4. 放入盐、鸡粉、生抽调味，倒入桂圆肉，炒匀；盛入盘中即可。

烹饪时间 2分钟

山药蟹肉汤

🍃 口味：鲜　　烹饪方法：煮

指导

煮制此汤时加入少许食醋，不仅能使山药保持洁白的外观，而且成品的味道也更鲜美。

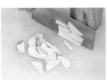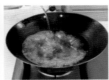
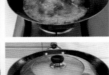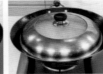
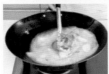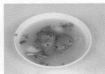

山药	300 克	鸡粉	2 克
花蟹	2 只	胡椒粉	适量
姜片	少许	芝麻油	适量
葱花	少许	食用油	适量
盐	3 克		

烹饪时间
5分钟

1. 将山药去皮，切成片；花蟹处理干净切开，去除鳃，再切成小块。
2. 锅中注水烧开，放入少许姜片、适量食用油。
3. 倒入切好的山药，拌匀煮至沸腾；放入切好的花蟹，搅拌匀。
4. 盖上盖，用中火煮 3 分钟至食材熟透。
5. 揭开盖，加入盐、鸡粉、胡椒粉、适量芝麻油调味。
6. 盛出，撒上少许葱花即可。

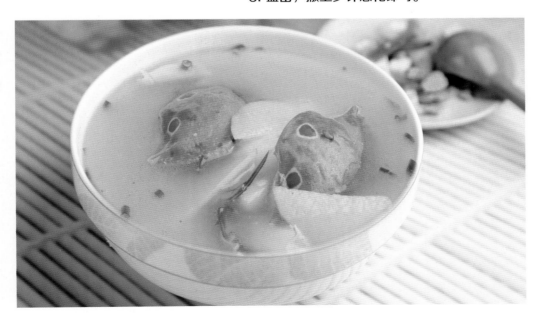

牡蛎

营养成分：高蛋白低脂肪、8种氨基酸、维生素A、维生素B_1、维生素B_2、维生素D、维生素E等。

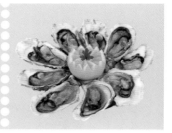

主要功效

牡蛎富含维生素、矿物质、氨基酸及多种微量元素，特别是所含的牛磺酸能降低人体血压和血清胆固醇。牡蛎中的氨基乙磺酸有降低血液胆固醇浓度的作用，可预防动脉硬化。

食用建议

牡蛎一般人均可食用，尤其适宜糖尿病、干燥综合征、高血压、动脉硬化、高血脂患者食用，也适合体质虚弱儿童及肺门淋巴结核、颈淋巴结核、瘰疬、阴虚烦热失眠、心神不安等患者以及癌症患者放疗、化疗后食用，但脾胃虚寒的人不宜食用。

牡蛎白萝卜汤

🍃 口味：鲜　　烹饪方法：煮

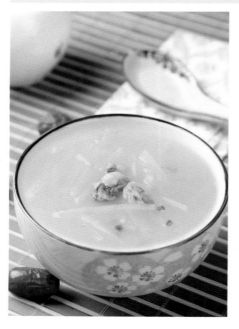

牡蛎肉	100克	鸡粉	2克
白萝卜	170克	料酒	适量
姜丝	少许	胡椒粉	适量
葱花	少许	芝麻油	适量
盐	3克	食用油	适量

烹饪时间 8分钟

1. 将白萝卜去皮切丝，装盘待用。
2. 锅中倒入适量清水烧开，加入适量食用油、少许姜丝，倒入白萝卜丝。
3. 放入洗净的牡蛎肉，淋入适量料酒，煮5分钟至食材熟透，加盐、鸡粉，适量胡椒粉、芝麻油调味。
4. 盛出装碗，再撒入少许葱花即可。

白菜牡蛎粉丝汤

🍃 口味：鲜　烹饪方法：煮

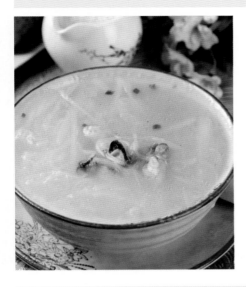

大白菜	180克	盐	3克
水发粉丝	200克	鸡粉	2克
牡蛎肉	150克	胡椒粉	适量
姜丝	少许	料酒	适量
葱花	少许	食用油	适量

烹饪时间 5分钟

1. 将大白菜洗净，切丝；洗好的粉丝切成段。
2. 锅中注入适量清水烧开，倒入适量食用油、料酒、姜丝，倒入牡蛎肉、大白菜。
3. 盖上盖，烧开后中火煮约3分钟至熟透。
4. 揭盖，放入盐、鸡粉、胡椒粉调味。
5. 倒入粉丝，用大火煮至沸腾，再撒上少许葱花即可。

牡蛎粥

🍃 口味：鲜　烹饪方法：煮

烹饪时间 41分钟

水发紫米	80克	盐	2克
水发大米	80克	鸡粉	2克
牡蛎肉	100克	料酒	3毫升
姜片	少许	胡椒粉	2克
香菜末	少许	芝麻油	2毫升
葱花	少许		

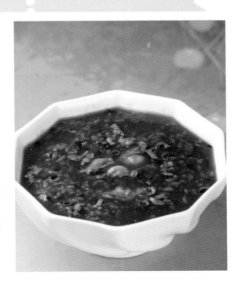

1. 将洗净的牡蛎肉装入碗中，放入姜片、盐、鸡粉、料酒腌渍10分钟。
2. 砂锅中注水烧开，倒入大米、紫米，拌匀，盖上盖，烧开后用小火煮30分钟，至食材熟透。
3. 揭开盖，倒入牡蛎肉煮沸，加入盐、鸡粉、胡椒粉、芝麻油调味。
4. 最后撒上少许香菜末、葱花即可。

海蜇

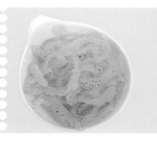

营养成分：蛋白质、脂肪、维生素 B_1、维生素 B_2、烟酸和钙、磷、铁、碘、胆碱等。

主要功效

海蜇含有一种类似于乙酰胆碱的物质，能扩张血管，减弱心肌收缩力，有效降低血压。海蜇的降压效果比较明显，常食还能预防多种心脑血管疾病。

食用建议

多痰、哮喘、头风、风湿性关节炎、高血压、溃疡等病症患者，烦热口渴、大便燥结、皮肤干燥、甲状腺肿大等患者可经常食用海蜇，但肝性脑病、急性肝炎、肾衰竭、甲状腺功能亢进、慢性肠炎等患者不宜食用海蜇。

黄瓜拌海蜇

🍃 口味：鲜　烹饪方法：拌

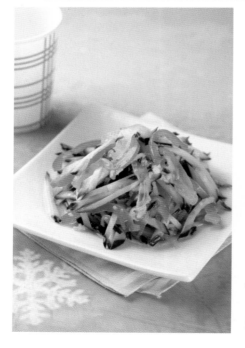

水发海蜇	90克
黄瓜	100克
彩椒	50克
蒜末	少许
葱花	少许
白糖	4克
盐	少许
陈醋	6毫升
芝麻油	2毫升
食用油	适量

烹饪时间 4分钟

1. 将彩椒、海蜇、黄瓜切成条。
2. 锅中注水烧开，加适量食用油，放入海蜇、彩椒略煮片刻，捞出沥干。
3. 把黄瓜、海蜇和彩椒倒入碗中。
4. 放入蒜末、葱花，加陈醋、盐、白糖、芝麻油，拌匀。
5. 将拌好的食材盛入盘中即可。

香菇海蜇汤

🍃 口味：鲜　　烹饪方法：煮

指导

若选用新鲜的海蜇，浸泡时要加少许食盐，腌渍一会儿，以去除其毒性。

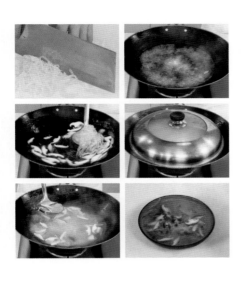

水发海蜇丝	170 克
香菇	60 克
姜片	少许
葱花	少许
盐	2 克
鸡粉	少许
食用油	少许

烹饪时间 5 分钟

1. 将洗净的海蜇丝切成小段；香菇切小块。
2. 锅中注水，大火烧开，倒入少许食用油，再加入盐、姜片、鸡粉。
3. 倒入切好的海蜇丝、香菇，搅拌匀，使其分散开来；盖上锅盖，煮沸后用中火煮约 3 分钟至食材熟软。
4. 取下锅盖，盛出煮好的汤料。
5. 装入汤碗中，撒上少许葱花即可。

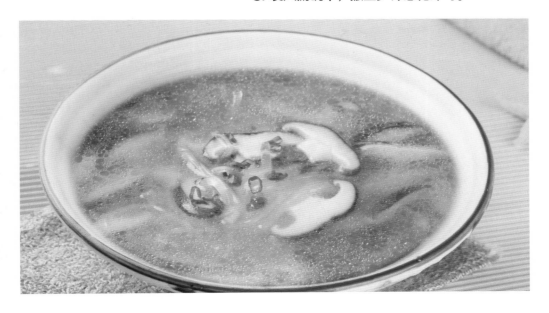

干贝

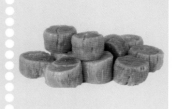

营养成分：多种氨基酸、核酸、代尔太7-胆固醇、24-亚甲基胆固醇和钙、锌等矿物质。

主要功效

干贝含具有降低血清胆固醇作用的代尔太7-胆固醇和24-亚甲基胆固醇，它们有抑制胆固醇在肝脏合成和加速排泄胆固醇的独特作用，从而达到降血压和降低血脂的功效。

食用建议

一般人皆可食用，尤其适宜营养不良、食欲不振、消化不良或久病体虚、脾胃虚弱、气血不足、五脏亏损、脾肾阳虚、老年夜尿频多、高脂血症、动脉硬化、冠心病等病症患者与各种癌症患者食用；放疗、化疗后以及糖尿病、红斑性狼疮、干燥综合征等阴虚体质者可经常食用；痛风病患者不宜食用。

丝瓜炒干贝

🍃 口味：鲜　烹饪方法：炒

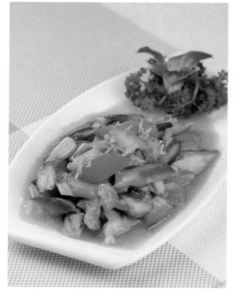

丝瓜	200 克	盐	2 克
彩椒	50 克	鸡粉	2 克
干贝	30 克	料酒	适量
姜片	少许	生抽	适量
蒜末	少许	水淀粉	适量
葱段	少许	食用油	适量

烹饪时间 5分钟

1. 将丝瓜去皮，切片；彩椒切块；用刀将泡好的干贝压烂。

2. 炒锅注油烧热，放入少许姜片、蒜末、葱段爆香，倒入干贝炒匀，淋入适量料酒炒香；倒入丝瓜、彩椒拌炒匀，淋入适量清水，炒至熟软。

3. 加盐、鸡粉、生抽、水淀粉炒匀后盛出即可。

干贝蔬菜粥

🍃 口味：鲜　　烹饪方法：煮

由于制作此粥的食材
较多，所以煮制时应不时
搅拌，以免煳锅。

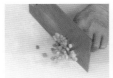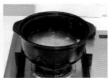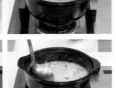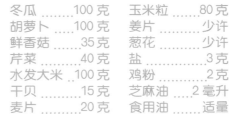

冬瓜	100克	玉米粒	80克
胡萝卜	100克	姜片	少许
鲜香菇	35克	葱花	少许
芹菜	40克	盐	3克
水发大米	100克	鸡粉	2克
干贝	15克	芝麻油	2毫升
麦片	20克	食用油	适量

烹饪时间 35分钟

1. 将洗净的芹菜切粒；香菇切丁；去皮洗净的胡萝卜、冬瓜均切粒。
2. 砂锅中注水烧开，淋入适量食用油，放入麦片、干贝，倒入洗净的大米，拌匀。
3. 烧开后用小火煮 30 分钟至大米熟软。
4. 放入姜片，倒入芹菜、香菇、胡萝卜、玉米粒、冬瓜，搅拌匀。
5. 盖上盖，用小火煮 2 分钟至食材熟透。
6. 揭盖，加入盐、鸡粉、芝麻油调味，盛出装碗中，撒上少许葱花即可。

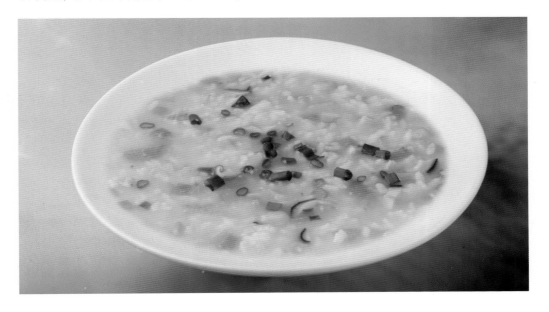

海带

营养成分：碘、铁、钙、钾、甘露醇、胡萝卜素等。

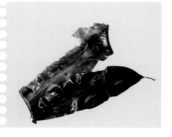

主要功效

海带富含钙，可降低人体对胆固醇的吸收，降低血压。海带还含有丰富的钾，钾有平衡钠摄入过多的作用，并有扩张外周血管的作用。因此，海带对防治高血压有很好的食疗作用。

食用建议

海带的营养价值很高，对于很多病症都有很好的食疗作用。甲状腺肿大、高血压、冠心病、动脉粥状硬化、急性肾衰竭、水肿等患者皆可经常食用海带，但是由于其性凉，富含碘，孕妇、甲状腺功能亢进患者不宜食用。

海带瘦肉粥

🌿 口味：鲜　烹饪方法：煮

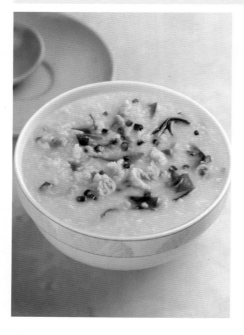

海带	130 克	盐	3 克
瘦肉	100 克	鸡粉	3 克
水发大米	150 克	胡椒粉	少许
姜丝	少许	水淀粉	3 毫升
葱花	少许	食用油	适量

烹饪时间 52 分钟

1. 海带切小片；瘦肉切薄片，装入小碗中，加盐、鸡粉、水淀粉、适量食用油，腌渍10 分钟至入味。

2. 砂锅中注水烧开，倒入大米，放入少许食用油搅拌匀，盖上盖子，用大火煮沸后改小火煮约 30 分钟至米粒熟软。

3. 揭盖，放入姜丝，倒入海带，再放入瘦肉片煮至转色，盖好盖，用小火续煮约 10 分钟；取盖，搅拌几下，加入盐、鸡粉、胡椒粉，撒上葱花即可。

白萝卜海带汤

🌿 口味：清淡　烹饪方法：煮

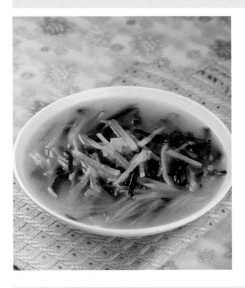

白萝卜	200 克	盐	2 克
海带	180 克	鸡粉	2 克
姜片	少许	食用油	适量
葱花	少许		

烹饪时间 5 分钟

1. 将白萝卜去皮，切成丝；海带切丝。
2. 用油起锅，放入少许姜片爆香，倒入白萝卜丝炒匀；注入适量清水，盖上盖，烧开后煮 3 分钟至熟。
3. 揭盖，稍加搅拌，倒入海带拌匀，煮沸。
4. 放入盐、鸡粉调味，盛出装入碗中，放上葱花即可。

冬瓜海带绿豆汤

🌿 口味：清淡　烹饪方法：煮

冬瓜	80 克
海带	50 克
水发绿豆	20 克
白糖	适量
高汤	适量

烹饪时间 62 分钟

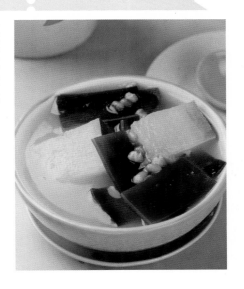

1. 锅中注入适量高汤烧开，放入洗净切好的冬瓜，倒入洗好切片的海带和洗净的绿豆，拌匀。
2. 盖上锅盖，用中火煲煮约 1 小时至食材熟透，揭开锅盖，加入适量白糖拌煮至溶化。
3. 盛出煮好的汤料，装入碗中即可。

紫菜

营养成分：蛋白质、铁、磷、镁、钙、食物纤维、维生素 B_2 等。

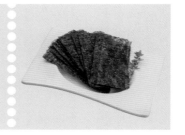

主要功效

紫菜中含食物纤维卟啉，可促进排钠，预防高血压。紫菜含镁量极高，被誉为"镁元素的宝库"。紫菜不含胆固醇，脂肪含量低，非常适合高血压、高血脂患者食用。

食用建议

消化功能不好、脾胃虚弱、腹痛便溏、脾胃虚寒、乳腺小叶增生以及各类肿瘤患者不宜食用。若紫菜在凉水中浸泡后呈蓝紫色，说明被有毒物质污染，不可食用。

紫菜凉拌白菜心

🌿 口味：清淡　　烹饪方法：拌

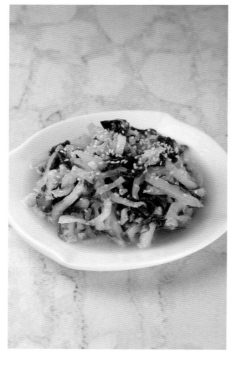

大白菜	200克
水发紫菜	70克
熟芝麻	10克
蒜末	少许
姜末	少许
葱花	少许
盐	3克
白糖	3克
陈醋	5毫升
芝麻油	2毫升
鸡粉	适量
食用油	适量

烹饪时间 3分钟

1. 将洗净的大白菜切成丝。
2. 用油起锅，蒜末、姜末爆香后盛出；锅中注水烧开，放盐，倒入大白菜、紫菜煮至沸，捞出盛入碗中倒入炒好的蒜末、姜末。
3. 放入盐、鸡粉、陈醋、白糖，淋入芝麻油，倒入少许葱花，拌匀。
4. 盛入碗中，撒上熟芝麻即可。

紫菜海带汤

🍃 口味：清淡　烹饪方法：煮

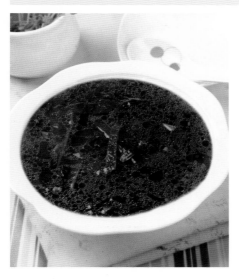

水发海带	150 克	鸡粉	3 克
水发紫菜	80 克	胡椒粉	少许
葱花	少许	食用油	少许
盐	6 克		

烹饪时间 35 分钟

1. 把洗净的海带切丝，盛盘，待用。
2. 锅中倒入适量清水烧开，放入少许食用油、盐、鸡粉，放入海带丝煮约 30 秒钟。
3. 倒入洗净的紫菜，拌煮至熟，撒上少许胡椒粉，拌匀入味。
4. 用锅勺掠去浮沫，撒上葱花，煮出香味即可。

蛤蜊紫菜汤

🍃 口味：鲜　烹饪方法：煮

烹饪时间 5 分钟

蛤蜊	400 克	盐	2 克
水发紫菜	80 克	鸡粉	2 克
姜丝	少许	胡椒粉	适量
香菜段	少许	食用油	适量

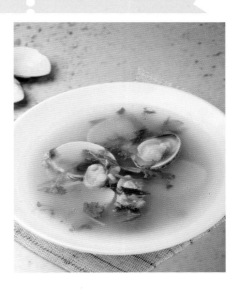

1. 将洗好的蛤蜊切开，去除内脏，放入碗中，用清水洗干净，备用。
2. 锅中注水烧开，放入蛤蜊，撒上姜丝，加入盐、鸡粉，倒入适量食用油，煮至沸腾。
3. 揭开盖子，加入紫菜拌匀，撒入适量胡椒粉，继续搅拌片刻，至紫菜散开。
4. 关火后盛出煮好的汤料，装入汤碗中，撒上香菜段即可。

海藻

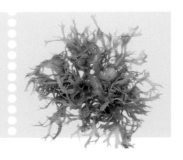

营养成分：亲糖蛋白、食物纤维、B族维生素、维生素C、维生素E、生物素及烟碱酸，微量的铜、锌及锰。

主要功效

海藻中富含海藻纤维，适度增加海藻纤维的摄取量可以降低血压、血液胆固醇及血糖量，对心脏、血管有利，可预防各种心脑血管疾病，还能预防癌症。

食用建议

一般人群均适合食用，尤其适合碘缺乏者。适宜淋巴结肿大、甲状腺肿大、高血压、高血脂、动脉硬化、癌症患者以及减肥者食用，脾胃虚寒者忌食。

凉拌海藻

🌿 口味：酸　烹饪方法：拌

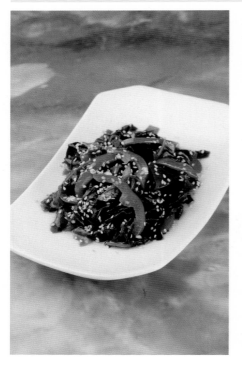

烹饪时间 **3分钟**

水发海藻	180 克
彩椒	60 克
熟白芝麻	6 克
蒜末	少许
葱花	少许
盐	3 克
鸡粉	2 克
陈醋	8 毫升
白醋	10 毫升
生抽	少许
芝麻油	少许

1. 将彩椒切粗丝，备用。
2. 锅中注水烧开，放入盐、白醋，倒入海藻，用大火煮沸。
3. 再放入彩椒丝拌煮至食材断生，捞出沥干，装入碗中，撒上少许蒜末、葱花，加入盐、鸡粉、陈醋，少许芝麻油、生抽调味。
4. 盛入盘中，撒上熟白芝麻即成。

薏米海藻粥

🌿 口味：鲜　烹饪方法：煮

清洗海藻时最好加入适量生粉，这样能有效地去除杂质。

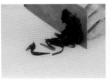
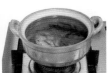
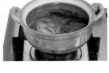

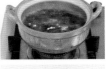
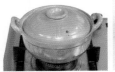

水发薏米 ....150 克
水发海藻 ....70 克
水发海带 ....45 克

烹饪时间
62 分钟

1. 海带切细丝；海藻切碎。
2. 砂锅中注入适量清水烧热；倒入薏米、海带丝，搅散，拌匀。
3. 盖上盖，大火烧开后用小火煮约 40 分钟，至米粒变软。
4. 揭盖，撒上切好的海藻，搅拌匀。
5. 用中小火续煮约 20 分钟，至食材熟透。
6. 搅拌几下，关火后盛出煮好的薏米海藻粥即可。

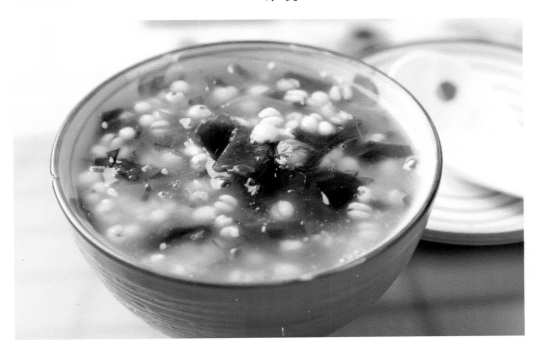

火龙果

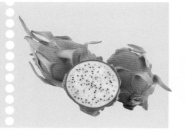

营养成分：胡萝卜素、维生素B₁、维生素B₂、烟酸，丰富的钙、磷、铁等矿物质及各种酶、白蛋白、纤维质、花青素。

主要功效

火龙果中富含花青素，能够有效降低血压和血清胆固醇的浓度，增强血管弹性，保护动脉血管内壁，预防高血压引起的动脉硬化和冠心病等疾病。

食用建议

火龙果的营养价值很高，对于很多病症都有良好的食疗作用，一般人皆可食用，尤其适合便秘、大肠癌、目赤肿痛、高血压、糖尿病、高血脂、阿尔茨海默病、癌症等患者食用，但虚寒腹泻、慢性肠炎等患者不宜食用。

火龙果炒饭

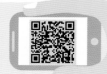

🍃 口味：清淡　烹饪方法：炒

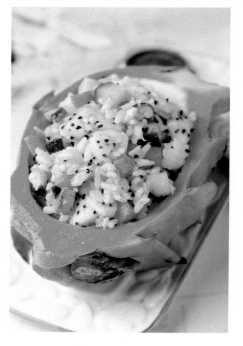

火龙果	350 克	黄瓜	55 克
熟米饭	160 克	盐	1 克
蛋液	65 克	鸡粉	1 克
香菇	35 克	食用油	适量
去皮胡萝卜	40 克		

烹饪时间 4分钟

1. 香菇、胡萝卜、黄瓜洗净，切丁。
2. 火龙果切成两半，用刀挖出果肉，切小块，外皮留用作盅；熟米饭倒入蛋液中，用筷子搅至均匀，待用。
3. 热锅注油，倒入香菇丁和胡萝卜丁炒匀，倒入混合的米饭和蛋液炒熟；加盐、鸡粉炒匀至入味，倒入火龙果肉块、黄瓜丁翻炒1分钟至断生。
4. 关火后盛入火龙果果盅即可。

火龙果汁

🍃 口味：清淡　　烹饪方法：榨汁

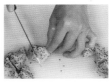

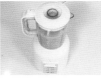

火龙果 350克
温开水 .... 适量

烹饪时间
3分钟

1. 洗净的火龙果去除头尾，切开，去除果皮，将果肉切小块，备用。
2. 取榨汁机，选择搅拌刀座组合，倒入火龙果，注入适量温开水，盖好盖。
3. 选择"榨汁"功能，榨取果汁。
4. 断电后倒出果汁，倒入杯中即可。

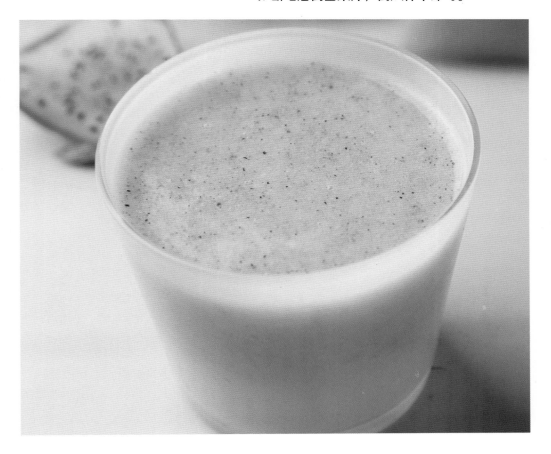

猕猴桃

营养成分：蛋白质、水分、脂肪、膳食纤维、钾、果胶等。

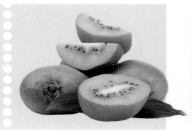

主要功效

猕猴桃属于高钾水果，能有效降低血压，非常适合高血压患者食用。猕猴桃还含有丰富的果胶，可降低血液中胆固醇浓度，常食还能预防心脑血管疾病。

食用建议

胃癌、食管癌、肺癌、乳腺癌、高血压、冠心病、黄疸肝炎、关节炎、尿路结石患者，食欲不振者，消化不良者，老弱病人，情绪不振、常吃烧烤类食物的人可经常食用猕猴桃，但脾胃虚寒者、腹泻便溏者、糖尿病患者、先兆性流产者和妊娠的女性不宜食用猕猴桃。

猕猴桃炒虾仁

口味：清淡　　烹饪方法：炒

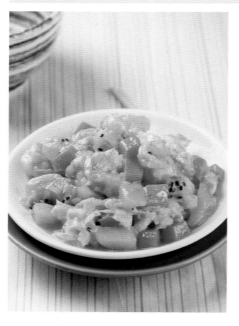

猕猴桃	60克	盐	4克
鸡蛋	1个	水淀粉	适量
胡萝卜	70克	食用油	适量
虾仁	75克		

烹饪时间 2分钟

1. 将猕猴桃去皮，切小块；胡萝卜切丁。
2. 虾仁去除虾线，装入碗中，加盐、适量水淀粉腌渍10分钟；将鸡蛋打入碗中，放入盐、适量水淀粉，用筷子调匀。
3. 锅中注水烧开，放盐，倒入胡萝卜煮至断生，捞出；热锅注油烧至四成热，倒入虾仁炸至转色，捞出待用；蛋液炒熟待用。
4. 用油起锅，倒入胡萝卜、虾仁、鸡蛋炒匀，加盐调味；放入猕猴桃拌炒匀，倒入适量水淀粉勾芡后盛出即可。

猕猴桃苹果黄瓜沙拉

🍃 口味：甜   烹饪方法：拌

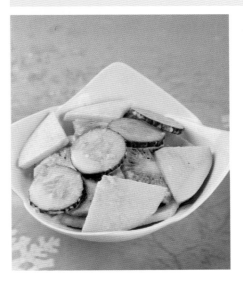

苹果 .... 120 克
黄瓜 .... 100 克
猕猴桃果肉 .... 100 克
牛奶 .... 20 毫升
沙拉酱 .... 少许

烹饪时间 3分钟

1. 将洗好的黄瓜切成片；洗净的苹果切成小块；猕猴桃果肉切成片；全部装入碗中。
2. 倒入牛奶，放入沙拉酱。
3. 快速搅拌匀，至食材入味。
4. 取一个干净的盘子，盛入拌好的食材，摆好盘即成。

猕猴桃汁

🍃 口味：酸   烹饪方法：榨

烹饪时间 3分钟

猕猴桃果肉 .... 100 克
纯净水 .... 适量

1. 将猕猴桃果肉切小块。
2. 取备好的榨汁机，放入猕猴桃。
3. 注入适量纯净水，盖好盖子。
4. 选择"榨汁"功能，榨出果汁。
5. 断电后将猕猴桃汁装入杯中即成。

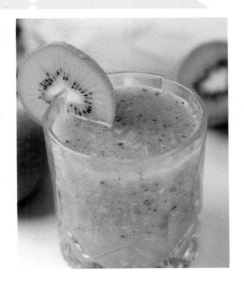

橙子

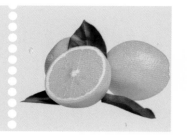

营养成分：丰富的果胶、蛋白质、胡萝卜素、钙、磷、铁、钾及维生素 B$_1$、维生素 B$_2$、维生素 C 等多种营养成分，尤其是维生素 C 的含量最高。

主要功效

橙子富含维生素 C 和胡萝卜素，可以抑制致癌物质的形成，降低胆固醇和血脂，软化和保护血管，促进血液循环。橙子还富含钾，可排除体内多余的钠盐，有效降低血压。

食用建议

高血压、高血脂等心脑血管疾病患者，流感患者以及胸膈满闷、恶心欲吐、瘿瘤之人可经常食用橙子，饮酒过多、宿醉未消之人也可食用橙子，但糖尿病患者不宜常食橙子。另外，橙子宜常吃但不宜多吃，过食或食用不当对人体反而有害处，泌尿系结石患者尤其不可多吃。

橙子汁

🍃 口味：甜　　烹饪方法：榨

橙子肉	120克
纯净水	适量

烹饪时间 3 分钟

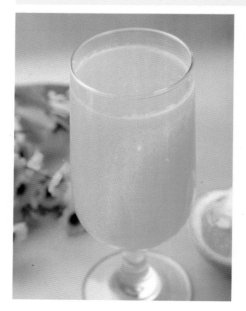

1. 将橙子肉切成小块。
2. 取备好的榨汁机，倒入橙子肉。
3. 注入适量纯净水，盖好盖子。
4. 选择"榨汁"功能，榨出橙子汁。
5. 断电后倒出橙子汁装入杯中即可。

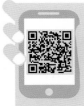

菠萝橙汁

🍃 口味：甜　烹饪方法：榨

指导

菠萝切好后最好浸入淡盐水中，这样既能防止变色，也能降低果汁的涩味。

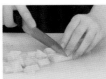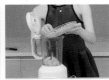
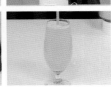

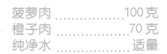

菠萝肉 100克
橙子肉 70克
纯净水 .... 适量

烹饪时间
3分钟

1. 将菠萝肉切小丁；橙子肉切小块。
2. 取榨汁机，选择搅拌刀座组合，倒入切好的水果。
3. 注入适量纯净水，盖好盖子，选择"榨汁"功能，榨取果汁。
4. 断电后倒出菠萝橙汁，装入杯中即成。

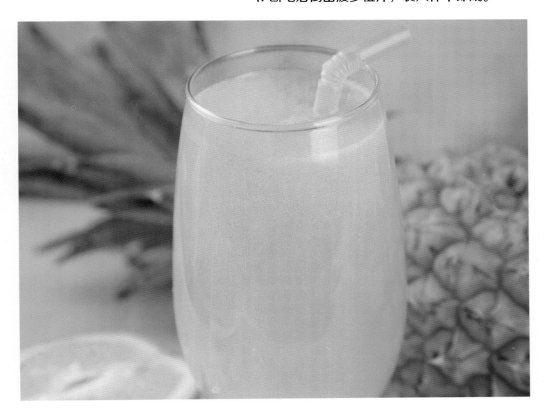

苹果

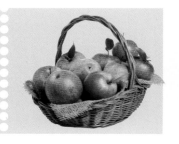

营养成分：丰富的糖类、蛋白质、脂肪、磷、铁、钾、苹果酸、纤维素、B族维生素、维生素C等。

主要功效

苹果中富含钾，能促进钠从尿液排出，预防水钠潴留的发生。因此，对于摄入盐过多的高血压患者而言，多吃苹果可以将体内的钠盐排出，使血压下降。

食用建议

慢性胃炎、消化不良、气滞不通、慢性腹泻、神经性结肠炎、便秘、高血压、高脂血症和肥胖症、癌症、贫血患者以及维生素C缺乏者可经常食用苹果，但脾胃虚寒者、糖尿病患者不宜常食苹果。

葡萄苹果沙拉

🌿 口味：甜　烹饪方法：拌

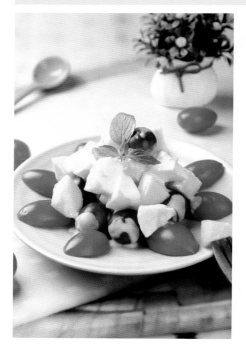

葡萄	80克
去皮苹果	150克
圣女果	40克
酸奶	50克

烹饪时间 3分钟

1. 将洗净的圣女果对半切开。
2. 洗好的葡萄摘取下来。
3. 苹果切开去籽，切成丁。
4. 取一盘，摆放上圣女果、葡萄、苹果，浇上酸奶即可。

鲜榨苹果汁

🍃 口味：甜　烹饪方法：榨

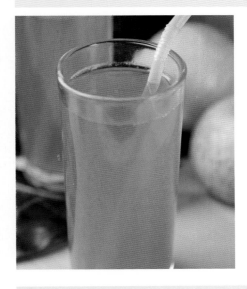

苹果 1个

1. 将洗净的苹果取果肉，切成小块。
2. 取备好的榨汁机，倒入部分苹果块。
3. 选择第一档，榨出果汁。
4. 断电后倒入余下的苹果块，榨取果汁。
5. 将榨好的苹果汁倒入杯中即可。

烹饪时间 2分钟

西红柿苹果汁

🍃 口味：甜　烹饪方法：榨

烹饪时间 3分钟

西红柿 .... 120 克
苹果 .... 95 克
开水 .... 适 量
白砂糖 .... 适 量

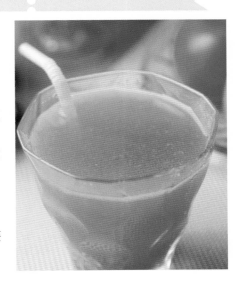

1. 将洗净的西红柿放入碗中，注入适量开水烫至
   表皮皱裂，捞出，放入凉水中，放凉待用。
2. 把放凉的西红柿剥除果皮，切小块；洗净的苹
   果取果肉切小块。
3. 取备好的榨汁机，倒入切好的苹果、西红柿，
   盖好盖子。
4. 选择"榨汁"功能，榨出西红柿苹果汁，装
   入杯中，加入白砂糖，搅拌均匀即可。

香蕉

营养成分：蛋白质、果胶、钙、钾等。

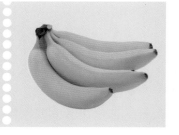

主要功效

香蕉中富含的钾能降低机体对钠盐的吸收，故其有降血压的作用。香蕉中还含有血管紧张素转化酶抑制物质，可抑制血压升高。所以，香蕉是预防高血压的极佳水果。

食用建议

口干烦渴者、大便干燥难解者、痔疮患者、肛裂者、大便带血者、癌症病人、上消化道溃疡患者、肺结核患者、顽固性干咳者、高血压患者、冠心病患者、动脉硬化者和中毒性消化不良者可经常食用香蕉，但慢性肠炎患者、虚寒腹泻者、糖尿病患者、胃酸过多者不宜食用。

樱桃香蕉

🍃 口味：甜　　烹饪方法：拌

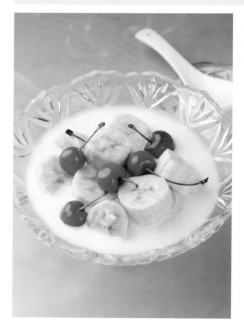

香蕉	120克
樱桃	50克
酸奶	80克

烹饪时间 2分钟

1. 将香蕉剥取果肉，切段。
2. 取一个水晶托盘，倒入酸奶。
3. 放入香蕉，最后点缀上洗净的樱桃即可。

香蕉燕麦粥

🍃 口味：清淡　　烹饪方法：煮

指导

若使用燕麦片煮粥，
则不能煮太长时间，以免
营养被破坏。

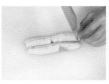
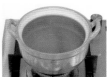
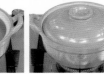
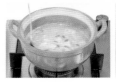

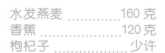

水发燕麦 ....160 克
香蕉 ....120 克
枸杞子 ....少许

烹饪时间
35 分钟

1. 将洗净的香蕉剥去果皮，把果肉切成片，再切条形，改切成丁，备用。
2. 砂锅中注入适量清水烧热。
3. 倒入洗好的燕麦。
4. 盖上盖，烧开后用小火煮 30 分钟，至燕麦熟透。
5. 揭盖，倒入香蕉，放入枸杞子，搅拌匀，用中火煮 5 分钟。
6. 关火后盛出煮好的香蕉燕麦粥即可。

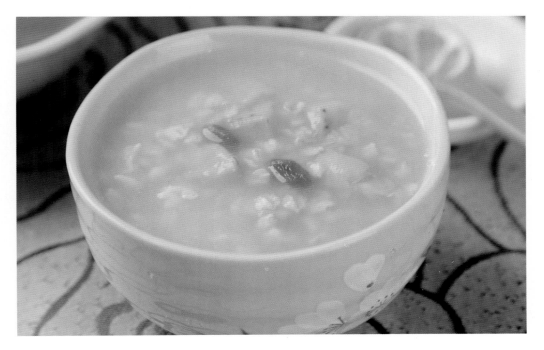

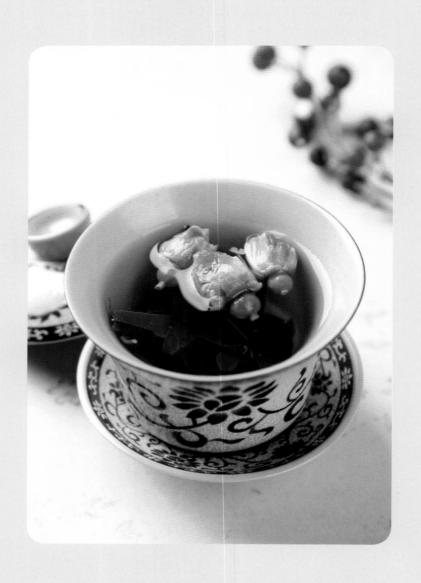

Part 3

精选中药材，控制血压不发愁

　　中医学将高血压归属于中医的头痛、眩晕、脑卒中等范畴，是由于饮食不当、久病过劳、情志失调、先天禀赋不足等导致阴阳失衡、脏腑气血失调，从而产生头痛、手足麻木、记忆力下降、面红耳赤等不良症状。高血压患者在日常饮食中，可以通过药膳来进行调养。本章介绍了 26 种常见的具有降压功效的中药材，从主要成分、主要功效和食用建议等方面深度解析，并介绍了 64 款具有降压功效的药膳和药茶，适当饮用可以有效降压。

枸杞子

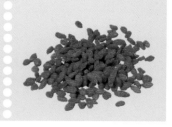

每日适用量：5~30克

主要成分：B族维生素和维生素C、维生素E、胡萝卜素、玉蜀黄素、烟酸、钙、磷、铁、有机锗、β-谷甾醇、亚油酸、酸浆果红素以及14种氨基酸等。

主要功效

枸杞子有降低血压、降低胆固醇和预防动脉硬化的作用，并能保护肝脏，改善肝功能。枸杞子具有滋肾、润肺、补肝、明目的功效。

食用建议

枸杞子煮汤时宜后放，以免枸杞子煮得太稀烂，影响汤色美观。肝阳上亢、肝肾阴虚、阴虚阳亢的高血压及心脑血管疾病患者适合食用枸杞子，尤其适合眼睛干涩、肝肾阴亏、腰膝酸软、消渴、遗精、高血压、虚劳患者食用。外邪实热、脾虚有湿及泄泻者忌服。

上汤枸杞娃娃菜

🍃 口味：清淡　　烹饪方法：煮

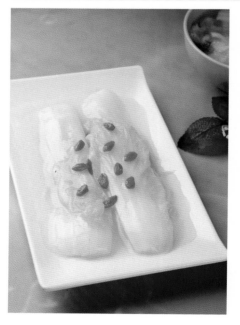

娃娃菜	270克
鸡汤	260毫升
枸杞子	少许
盐	2克
鸡粉	2克
胡椒粉	适量
水淀粉	适量

烹饪时间 28分钟

1. 锅中注入清水烧热，倒入鸡汤。
2. 加盐、鸡粉，用大火略煮至汤汁沸腾，倒入洗净的娃娃菜拌匀，煮至其熟软，捞出沥干，装盘备用。
3. 锅中留少许汤汁烧热，倒入枸杞子，拌匀，加入胡椒粉拌匀，用水淀粉勾芡，调成味汁，浇在娃娃菜上即可。

核桃枸杞粥

口味：甜　烹饪方法：煮

指导

将核桃仁捣碎后再煮，
更有利于营养吸收。

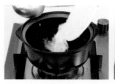
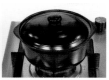
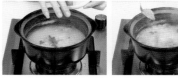
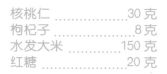

烹饪时间
42 分钟

核桃仁 ....30 克
枸杞子 ....8 克
水发大米 ....150 克
红糖 ....20 克

1. 锅中注入适量清水烧开，倒入洗净的大米，
   搅拌均匀。
2. 放入洗好的核桃仁，盖上盖，用小火煮约
   30 分钟至食材熟软。
3. 揭开盖，放入洗净的枸杞子，煮 10 分钟至
   食材熟透。
4. 放入红糖搅拌匀，煮至红糖溶化即可。

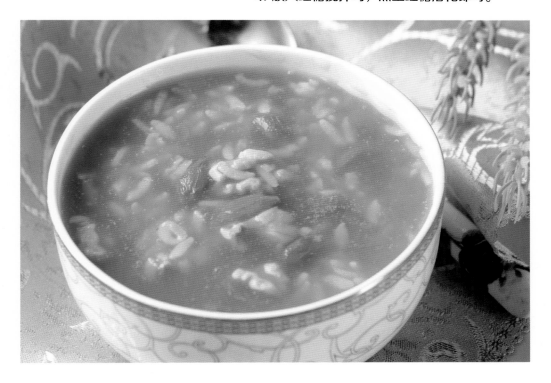

黄芪

每日适用量：10~30克

主要成分：多种氨基酸、胆碱、甜菜碱、苦味素、黏液质、钾、钙、钠、镁、铜、硒、蔗糖、葡萄糖醛酸、叶酸等。

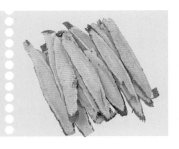

主要功效

黄芪可以使血管阻力指数下降，能有效降低血压。黄芪除了有很好的降压作用之外，也是最佳补中益气之药，具有补气固表、利尿脱毒、排脓敛疮、生肌的功效。

食用建议

久服黄芪嫌太热时，宜酌加知母、玄参来清热解毒。高血压、糖尿病、体虚自汗、内脏下垂、带下过多等患者可经常服用黄芪；面部感染、消化不良、上腹胀满和有实证、热证等情况的患者忌用黄芪。

黄芪枸杞乳鸽粥

🍃 口味：鲜　烹饪方法：煮

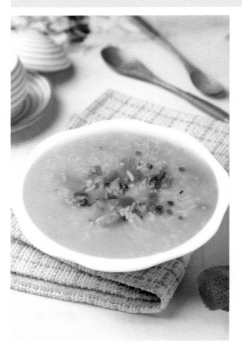

鸽肉	200 克	盐	4 克
黄芪	6 克	鸡粉	4 克
枸杞子	5 克	胡椒粉	少许
水发大米	180 克	料酒	3 毫升
姜片	少许	食用油	适量
葱花	少许		

烹饪时间 47 分钟

1. 鸽肉洗净斩小块，装碗，放入盐、鸡粉、料酒、食用油腌渍入味。
2. 砂锅中注入清水烧开，倒入洗净的大米，下入洗净的黄芪、枸杞子搅匀。
3. 用小火煮 30 分钟，放入鸽肉，再用小火煮 15 分钟后，放入姜片，加入盐、鸡粉、胡椒粉调味，最后撒上葱花即可。

黄芪茶

🍃 口味：清淡　烹饪方法：煮

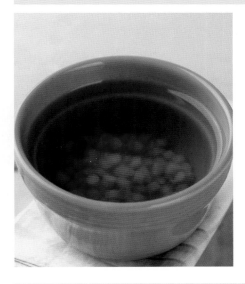

黄芪 ....10 克

1. 砂锅中注入适量清水烧开。
2. 倒入洗净的黄芪，盖上盖，煮沸后用小火煮约 10 分钟，至其析出有效成分。
3. 揭盖，拌煮一小会儿。
4. 再盛出煮好的黄芪茶，滤取茶汁，装入汤碗中即成。

烹饪时间 11 分钟

黄芪决明子茶

🍃 口味：清淡　烹饪方法：煮

烹饪时间 21 分钟

决明子 ....15 克
黄芪 ....20 克
白术 ....15 克
防己 ....6 克

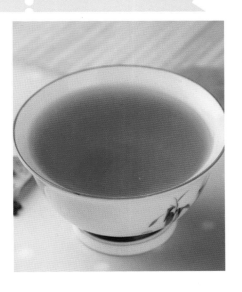

1. 砂锅中注入适量清水烧开。
2. 倒入备好的决明子、黄芪、白术、防己，搅拌均匀。
3. 盖上盖，用小火煮 20 分钟，至药材析出有效成分。
4. 揭开盖，搅拌片刻。
5. 关火后将煮好的黄芪决明子茶滤入杯中，待稍微放凉即可饮用。

菊花

每日适用量：5~15克

主要成分：挥发油、腺嘌呤、胆碱、水苏碱、林波斯菊苷、菊花萜二醇等。

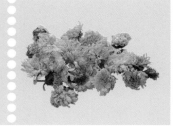

主要功效

菊花能增加血流量和营养性血流量，还有加强心肌收缩和增加耗氧量的作用，对高血压以及高血压引起的心肌梗死、冠脉粥状硬化或供血不足等并发症有较好的防治作用。菊花还具有疏风、清热、明目、解毒的功效。

食用建议

可将菊花、槐花一起用开水冲泡，代茶饮用，对高血压有辅助治疗作用；疏散风热宜用黄菊花，平肝、清肝、降压、明目宜用白菊花；气虚胃寒、食少泄泻的患者忌用菊花。

菊花枸杞瘦肉粥

🍃 口味：鲜　烹饪方法：煮

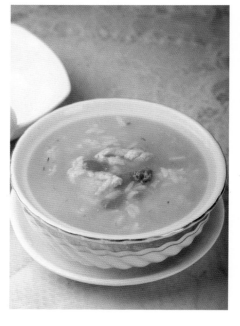

菊花	5克
枸杞子	10克
猪瘦肉	100克
水发大米	120克
盐	3克
鸡粉	3克
胡椒粉	少许
水淀粉	5毫升
食用油	适量

烹饪时间 42分钟

1. 将处理干净的猪瘦肉切片，装入碗中，放入盐、鸡粉，淋入水淀粉，加入食用油，腌渍10分钟。
2. 砂锅中注入清水烧开，倒入大米，加入菊花、枸杞子，用小火煮30分钟。
3. 揭开盖，倒入瘦肉片煮1分钟，放入盐、鸡粉、胡椒粉调味即可。

山楂菊花茶

🍃 口味：酸　烹饪方法：煮

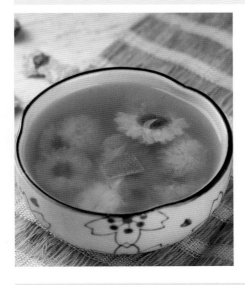

山楂 .... 90 克
干菊花 .... 15 克

1. 将洗净的山楂去除头尾，再切开，去除果核，把果肉切成小块。
2. 砂锅中注入适量清水烧开，倒入洗净的干菊花，放入山楂，搅拌匀。
3. 盖上盖，煮沸后用小火炖煮约 10 分钟，至食材析出营养物质。
4. 揭盖，转大火，略微搅拌一会儿即可。

烹饪时间 11 分钟

菊槐茶

🍃 口味：清淡　烹饪方法：泡

槐花 .... 4 克
菊花 .... 3 克
开水 .... 适量

1. 取一个干净的茶杯，放入洗净的槐花、菊花。
2. 注入少许开水醒茶，去除杂质，滤出水分后再注入适量开水冲泡。
3. 盖上茶杯，静置约 1 分钟，至茶水散出花香味即成。

烹饪时间 2 分钟

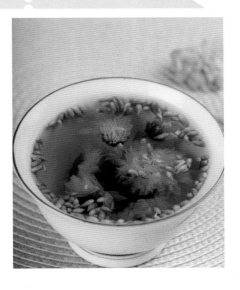

淮山

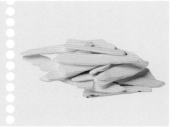

每日适用量：5~15克

主要成分：甘露聚糖、3,4 -二羟苯乙胺、植酸、尿囊素、胆碱、多巴胺、山药碱等。

主要功效

淮山所含的黏液质、淀粉酶等营养成分有益气补脾、降压补肾的作用，适合气虚型的高血压患者食用。日久患高血压会耗损人体正气，所以淮山尤其适合中后期高血压患者食用。

食用建议

淮山生用的滋阴作用较好，尤其适合脾虚、肺阴不足、肾阴不足者，而淮山性偏微温，适合健脾止泻，肾虚者可常食。服用淮山时，不可与碱性药物（如胃乳片）同用，烹煮的时间也不宜过久；感冒、发热者不宜食用淮山。

淮山土茯苓煲瘦肉

🍃 口味：鲜　烹饪方法：煮

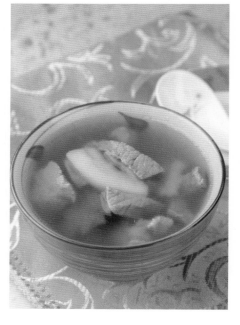

猪瘦肉	260克
淮山	少许
土茯苓	少许
姜片	少许
料酒	4毫升
盐	2克
鸡粉	2克

烹饪时间 42分钟

1. 将洗好的猪瘦肉切条形，改切成丁。
2. 锅中注入适量清水烧开，倒入瘦肉，淋入少许料酒，汆去血水，捞出沥干水分。
3. 砂锅中注入适量清水烧热，倒入土茯苓、淮山、姜片、猪瘦肉，淋入少许料酒拌匀，盖上盖，烧开后用小火煮约40分钟；揭开盖，加入盐、鸡粉，拌匀调味即可。

淮山茯苓白术粥

🌿 口味：清淡　　烹饪方法：煮

水发大米	100克
淮山	10克
茯苓	10克
白术	10克
枸杞子	5克
盐	2克

1. 将砂锅中注入适量清水烧开，倒入洗好的白术、茯苓。
2. 盖上盖，用小火煮约15分钟至药材析出有效成分。
3. 揭开盖，捞出药材，放入淮山，倒入洗净的大米，拌匀。
4. 再盖上盖，用小火煮约30分钟至大米熟透。
5. 揭开盖，倒入洗好的枸杞子，续煮10分钟，放入盐，拌匀调味。

烹饪时间 55分钟

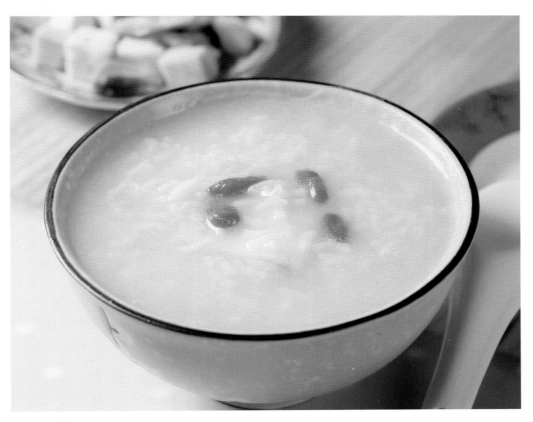

丹参

每日适用量：9~15克

主要成分：丹参酮Ⅰ、丹参酮ⅡA、丹参酮ⅡB、异丹参酮、隐丹参酮、异隐丹参酮、甲基丹参酮、羟基丹参酮等。

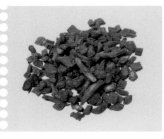

主要功效

丹参具有明显的扩张外周血管及降压的作用，可清除血管自由基、改善心肌缺血以及抑制血脂上升，从而可有效预防动脉粥状硬化、冠心病、脑卒中等病症的发生。

食用建议

心绞痛、月经不调、痛经、闭经、血崩带下、血瘀腹痛、骨节疼痛、惊悸不眠等患者均可食用丹参；出血不停的人不宜服用，否则会加重出血。服用后有不良反应者，应减少用量。

丹参玉米粥

🍃 口味：清淡　　烹饪方法：煮

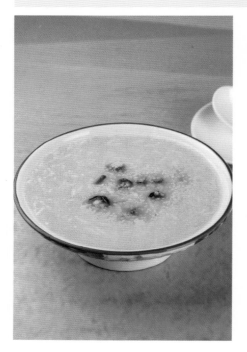

丹参	10 克
玉米碎	120 克
水发大米	150 克
白糖	20 克

烹饪时间 41 分钟

1. 将砂锅中注入适量清水烧开，倒入洗净的丹参，放入玉米碎。
2. 再加入洗净的大米，搅拌均匀，盖上盖，用小火煮 40 分钟至食材熟透。
3. 揭开盖，加入白糖拌匀，煮至白糖完全溶化。
4. 关火后盛出熬煮好的丹参玉米粥，装入碗中即可。

丹参黄芪枸杞茶

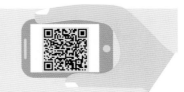

🍃 口味：甜　烹饪方法：煮

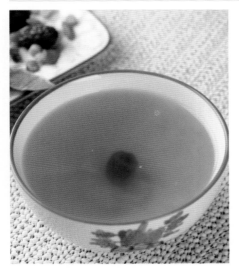

红枣 ....20 克
黄芪 ....10 克
丹参 ....5 克
枸杞子 ....5 克

烹饪时间
11 分钟

1. 将砂锅中注入适量清水烧开，放入洗好的红枣、黄芪、丹参、枸杞子。
2. 盖上盖，煮沸后用小火煮约 10 分钟，至其析出有效成分。
3. 取下盖，搅拌几下。
4. 盛出煮好的丹参黄芪枸杞茶，滤取茶汁，装入茶杯中即成。

荷叶丹参山楂茶

🍃 口味：清淡　烹饪方法：煮

烹饪时间
21 分钟

荷叶 ....10 克
丹参 ....15 克
三七 ....10 克
干山楂 ....20 克

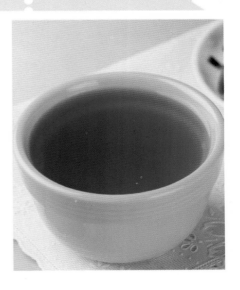

1. 将砂锅中注入适量清水烧开。
2. 倒入备好的荷叶、丹参、三七、干山楂，搅拌均匀。
3. 盖上盖，用小火煮 20 分钟，至药材析出有效成分。
4. 揭开盖，搅拌片刻。
5. 将煮好的荷叶丹参山楂茶盛出，滤入杯中，待稍微放凉即可饮用。

杜仲

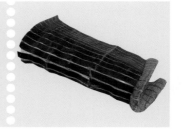

每日适用量：10~40克

主要成分：木脂素、维生素 C 以及杜仲胶、杜仲醇、杜仲武、松脂醇二葡萄糖苷等化合物。

主要功效

杜仲是预防高血压的良药，具有降血压、促进血液循环、增强肝脏细胞活性、恢复肝脏功能、促进新陈代谢、增强机体免疫力等作用，适合肾虚型高血压患者使用。

食用建议

杜仲可治疗腰脊酸疼、足膝痿弱、小便余沥、筋骨无力、妊娠漏血、胎动不安、高血压等，但阴虚火旺者忌用杜仲。

杜仲鹌鹑汤

🌿 口味：鲜　烹饪方法：煮

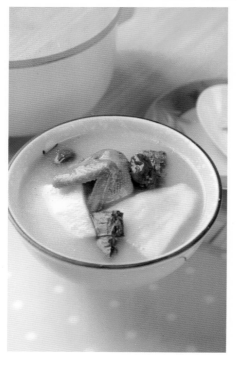

杜仲	15 克
鹌鹑	150 克
红枣	15 克
山药	20 克
枸杞子	少许
姜片	少许
高汤	适量
料酒	6 毫升
盐	适量
鸡粉	适量

烹饪时间 135 分钟

1. 锅中注入清水烧开，放入处理好的鹌鹑余水，捞出沥干，放凉一会儿。
2. 砂锅中倒入高汤，放入鹌鹑、杜仲、红枣、枸杞子、姜片、山药，搅拌均匀。
3. 盖上锅盖，用大火煮 15 分钟，转中火煮 2 小时至食材熟软；揭开锅盖，加入料酒、盐、鸡粉调味即可。

杜仲绞股蓝茶

🍃 口味：清淡　烹饪方法：煮

指导

绞股蓝要煮到叶子全部发开，才能完全析出其有效成分。

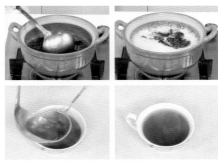

杜仲 ....10 克
绞股蓝 ....5 克

烹饪时间
11 分钟

1. 砂锅中注入适量清水烧开，倒入备好的杜仲、绞股蓝，拌匀。
2. 用中小火煮约10分钟，至药材析出有效成分。
3. 关火后盛出煮好的杜仲绞股蓝茶，滤入杯中。
4. 趁热饮用即可。

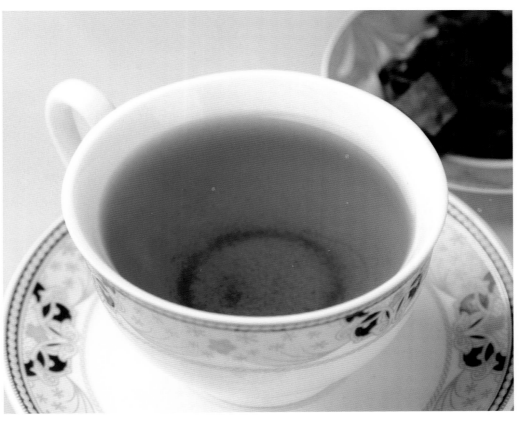

何首乌

每日适用量：制过后的用量为10~40克

主要成分：大黄酚、大黄素、大黄酸、大黄素甲醚、卵磷脂等。

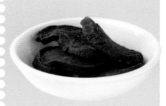

主要功效

何首乌具有降血脂及抗动脉硬化的功效。何首乌醇提物可抑制胆固醇、甘油三酯、游离胆固醇和胆固醇酯的升高，延缓动脉粥状硬化的形成和发展。何首乌还有补肝益肾、养血祛风的功效。

食用建议

大便溏泄及有湿痰者慎服；孕妇、哺乳期妇女、14岁以下儿童及其他医生认定不适人群禁止饮用。忌铁、猪肉、血、无鳞鱼、萝卜、葱、蒜，同时要注意何首乌有制过和没制的区别，因为没制的何首乌有毒，须慎用。

首乌黑豆红枣汤

🌿 口味：鲜　　烹饪方法：煮

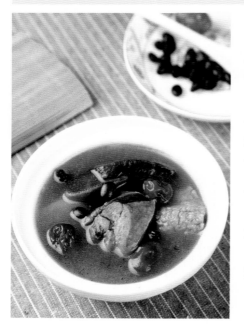

乌鸡块	220克
水发黑豆	100克
水发薏米	90克
何首乌	40克
红枣	30克
姜片	少许
枸杞子	少许
盐	适量
鸡粉	适量

烹饪时间 103分钟

1. 锅中注入适量清水烧开，放入洗净的乌鸡块余去血渍，捞出沥干水分。
2. 锅中注入适量清水烧开，放入洗净的何首乌，倒入余去血水的乌鸡块。
3. 放入洗净的黑豆、薏米、红枣、姜片、枸杞子，烧开后转小火煲煮约100分钟，加盐、鸡粉调味即可。

首乌鲫鱼汤

🍃 口味：鲜　烹饪方法：煮

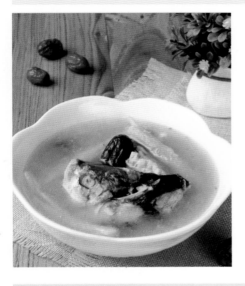

何首乌鲫鱼汤汤料包 .... 1/2包（何首乌、黄芪、北沙参、红枣）
鲫鱼块 ..... 200 克
生姜 .... 适量
盐 .... 2 克
食用油 ...... 适量

烹饪时间 80 分钟

1. 将何首乌、黄芪装入隔渣袋，扎紧袋口，隔渣袋放入装有清水的碗中，泡发 10 分钟；再将红枣、北沙参放入清水，浸泡 10 分钟。
2. 热锅注油烧热，倒入鲫鱼块，翻面将鲫鱼两面煎至微焦，盛出，待用。
3. 砂锅注入适量清水，倒入鲫鱼块、红枣、北沙参，再放入泡发好的隔渣袋、生姜，开大火烧开转小火煮 1 小时，最后加盐调味即可。

首乌决明子冬瓜茶

🍃 口味：苦　烹饪方法：煮

烹饪时间 21 分钟

何首乌 .... 25 克
干山楂 .... 20 克
决明子 .... 15 克
冬瓜皮 .... 10 克
乌龙茶叶 .... 8 克

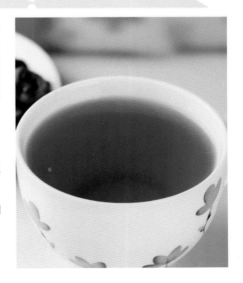

1. 砂锅中注入适量清水烧开，放入备好的何首乌、干山楂、决明子、冬瓜皮、乌龙茶叶。
2. 盖上盖，煮沸后用小火煲煮约 20 分钟，至其析出有效成分。
3. 揭盖，转中火拌匀，略煮，关火后盛出煮好的首乌决明子冬瓜茶。
4. 滤取茶汁，装入茶杯中即可。

淫羊藿

每日适用量：10~30克

主要成分：淫羊藿苷、去氧甲基淫羊藿苷、葡萄糖、果糖以及挥发油、生物碱、维生素E及微量元素锰等。

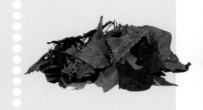

主要功效

淫羊藿可使血压下降，主要是通过扩张周围血管来降低血压的。淫羊藿还对人体心血管及内分泌系统有良好的保健作用，对防止衰老也有一定效果。淫羊藿还具有补肾壮阳、祛风除湿、益气强心等功效。

食用建议

淫羊藿适宜阳痿不举、筋骨挛急、小便淋漓、半身不遂、腰膝无力、风湿痹痛者服用，但由于其性较炽烈，能伤阴助火，所以凡阴虚火盛、五心烦热、梦遗、性欲亢进者忌用；阴虚火旺者慎用。

淫羊藿粥

 口味：甜　烹饪方法：煮

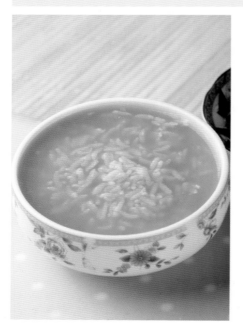

淫羊藿	10 克
水发大米	100 克
白糖	少许

烹饪时间 47 分钟

1. 砂锅中注入适量清水烧开，倒入备好的淫羊藿，盖上盖，用小火煮 15 分钟至其析出有效成分。
2. 揭开盖，捞出药材，倒入洗好的大米，搅散。
3. 盖上盖，用小火煮 30 分钟，至大米熟透。
4. 揭开盖，放入白糖，拌匀，略煮片刻至白糖溶化即可。

淫羊藿玫瑰花茶

指导

🍃 口味：清淡　烹饪方法：泡

淫羊藿可先用开水冲泡
一下，有助于析出其药效。

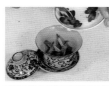
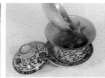
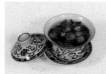

玫瑰花 5克
淫羊藿 3克
开水 ....适量

烹饪时间
11分钟

1. 取一个茶杯，放入备好的淫羊藿、玫瑰花。

2. 注入适量开水。

3. 盖上杯盖，泡 10 分钟。

4. 揭开盖，即可饮用。

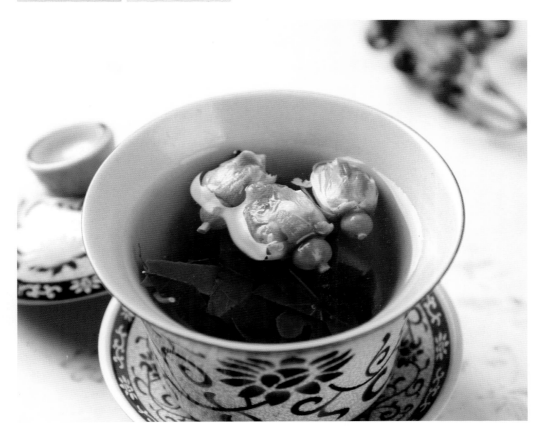

茯苓

每日适用量：8~10克

主要成分：β-茯苓聚糖、三萜类化合物乙酰茯苓酸、茯苓酸、3β-羟基羊毛甾三烯酸。

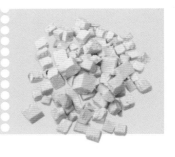

主要功效

茯苓所含的茯苓酸具有降低血压、增强免疫力、抗肿瘤以及镇静、降血糖等作用。茯苓水、乙醇、乙醚提取物有增强心脏收缩、加快心率作用。茯苓具有渗湿利水、益脾和胃、宁心安神的功效。

食用建议

虚寒精滑或气虚下陷者忌服茯苓。茯苓不可与白蔹、地榆、雄黄、龟甲等共同使用。

茯苓菠菜汤

🍃 口味：清淡   烹饪方法：煮

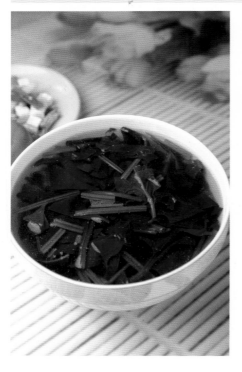

菠菜	120克
石斛	8克
茯苓	15克
姜片	少许
葱段	少许
素高汤	500毫升
盐	少许
鸡粉	少许

烹饪时间 32分钟

1. 将洗净的菠菜切长段；锅中加清水烧开，倒入菠菜段煮片刻，捞出沥干。
2. 砂锅中注入适量清水烧热，倒入备好的石斛、茯苓，用中火煮约20分钟，捞出药材，再撒上姜片、葱段，注入素高汤用小火煮约10分钟。
3. 捞出姜片、葱段，倒入焯过水的菠菜段拌匀，加入盐、鸡粉调味。

茯苓红枣粥

🍃 口味：甜　烹饪方法：煮

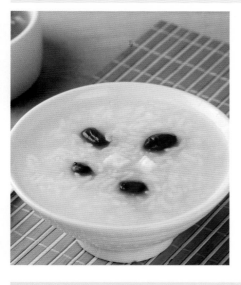

水发大米	180 克
红枣	30 克
茯苓	15 克
白糖	25 克

烹饪时间 32 分钟

1. 砂锅中注入适量清水烧开，倒入洗净的大米，搅拌匀。
2. 放入洗好的红枣、茯苓，搅拌匀。
3. 盖上盖，用小火煮 30 分钟至食材熟透。
4. 揭盖，加入白糖。
5. 搅拌匀，煮至白糖溶化。
6. 关火后盛出煮好的粥，装入碗中即可。

荷叶茯苓茶

🍃 口味：清淡　烹饪方法：煮

茯苓	15 克
荷叶	5 克
决明子	15 克
紫苏子	6 克
干山楂	20 克
乌龙茶叶	7 克

烹饪时间 30 分钟

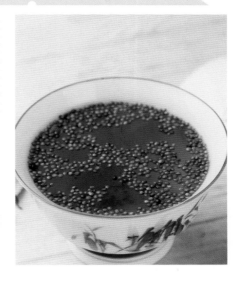

1. 砂锅中注入适量清水烧开，放入备好的茯苓、荷叶、决明子、干山楂。
2. 倒入乌龙茶叶，盖上盖，用小火煮 20 分钟，至其析出有效成分。
3. 揭开盖，捞出药渣，把紫苏子装入茶杯中，倒入煮好的乌龙茶汁焖 10 分钟即可饮用。

夏枯草

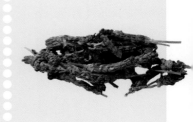

每日适用量：10~30克

主要成分：三萜皂苷、游离的齐墩果酸、熊果酸、芸香苷、金丝桃苷、顺－咖啡酸、反－咖啡酸、维生素 B$_1$、维生素 C、维生素 K、胡萝卜素、树脂、鞣质等。

主要功效

夏枯草的水浸出液、乙醇浸出液和 30% 乙醇浸出液及煎剂都有降低血压的作用。此外，夏枯草的茎、叶、穗及全草也均有降压作用。

食用建议

平时选择适量的夏枯草泡茶饮用，可以起到清热、除烦、明目、降压的作用，方法是选用夏枯草 10 克，冲入沸水，加盖焖 10 分钟左右即可。脾胃虚弱者忌用夏枯草。

夏枯草瘦肉汤

口味：苦　烹饪方法：煮

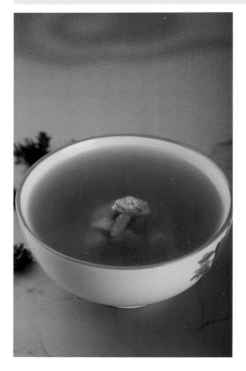

瘦肉	100克
夏枯草	10 克
枸杞子	10 克
盐	少许
鸡粉	少许

烹饪时间 36 分钟

1. 将洗净的瘦肉切条形，改切成丁，装入碗中，待用。

2. 砂锅中注入适量清水烧开，放入洗净的夏枯草，盖上盖，煮沸后用小火煮约 15 分钟，至其析出有效成分。

3. 揭盖，捞出药材与杂质，再倒入洗净的枸杞子，放入瘦肉丁搅拌匀，烧开后用小火煮约 20 分钟，加入盐、鸡粉调味即可。

夏枯草菊花茶

🍃 口味：苦　烹饪方法：煮

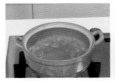
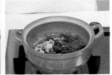

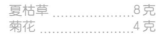

夏枯草 8克
菊花 4克

烹饪时间
4分钟

1. 砂锅中注入适量清水烧开。
2. 放入洗净的夏枯草、菊花，搅拌匀。
3. 盖上盖，煮沸后用小火续煮约3分钟，至药材析出有效成分。
4. 揭盖，用滤网捞出药材与杂质，盛出煮好的夏枯草菊花茶即可。

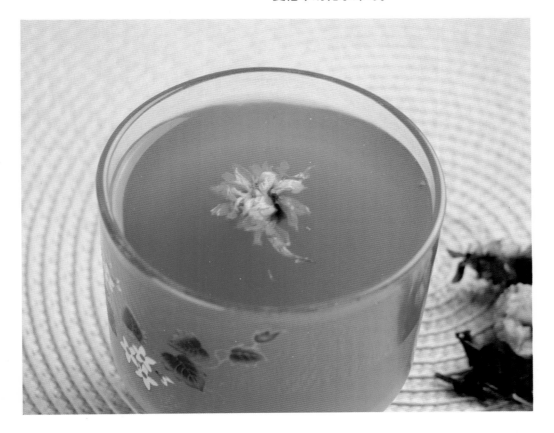

玉米须

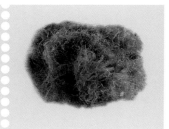

每日适用量：15~30克

主要成分：肌醇、维生素K、柠檬酸、酒石酸、草酸等。

主要功效

玉米须是降血压的良药，玉米须静脉注射煎剂有显著的降压作用，在低浓度时对末梢血管有扩张作用，可预防高血压引起的动脉粥状硬化、脑出血等症状。玉米须还具有利尿、清热、解毒、平肝、利胆的功效。

食用建议

一般人均可食用玉米须，尤其适合慢性肾炎、糖尿病、肾病综合征、尿道炎、膀胱炎、尿路结石、肝炎、黄疸、水肿等患者食用。玉米须不做药物用时，切勿食入胃内，应熬汤将渣滤出，喝汤即可。

黑豆玉米须瘦肉汤

🍃 口味：鲜　　烹饪方法：煮

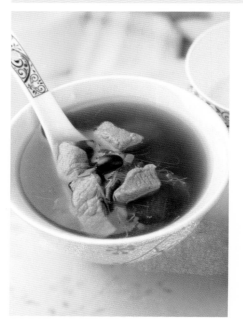

水发黑豆	100克
瘦肉	80克
玉米须	8克
姜片	少许
葱花	少许
盐	少许
鸡粉	少许
料酒	4毫升

烹饪时间 42分钟

1. 将洗净的瘦肉切片，再切条形。
2. 锅中注入清水烧开，倒入瘦肉条，淋入料酒，余去血水，捞出沥干。
3. 砂锅中注入适量清水烧热，倒入瘦肉条，放入洗净的黑豆、玉米须，放入姜片，淋入料酒，烧开后用小火煮约40分钟；加入盐、鸡粉调味，装入碗中，撒上葱花即可。

冬菇玉米须汤

🍃 口味：淡　烹饪方法：煮

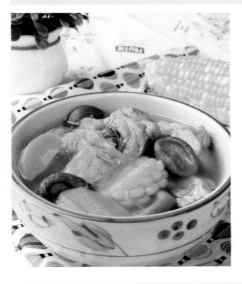

水发冬菇	75克	去皮胡萝卜	95克
鸡肉块	150克	姜片	少许
玉米须	30克	盐	2克
玉米	115克		

烹饪时间 122分钟

1. 洗净去皮的胡萝卜切滚刀块；洗好的玉米切段；洗净的冬菇切去柄部。
2. 锅中注入适量清水烧开，倒入洗净的鸡肉块余煮片刻，捞出沥干水分，装盘备用。
3. 砂锅中注入清水烧开，倒入鸡肉块、玉米段、胡萝卜块、冬菇、玉米须、姜片。
4. 加盖，大火煮开后转小火煮2小时至熟。
5. 揭盖，加入盐，稍稍搅拌至入味。

玉米须山楂茶

🍃 口味：甜　烹饪方法：煮

烹饪时间 17分钟

干山楂	10克
玉米须	3克
蜂蜜	少许

1. 砂锅中注入适量清水烧开。
2. 放入洗净的玉米须、干山楂，搅拌一会儿。
3. 盖上盖，煮沸后用小火煮约15分钟，至其析出有效成分。
4. 揭盖，搅拌一会儿，关火后盛出煮好的玉米须山楂茶。
5. 装入杯中，加入蜂蜜拌匀，趁热饮用即可。

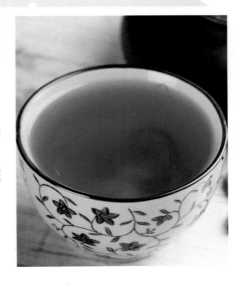

决明子

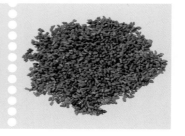

每日适用量：5~10克

主要成分：大黄酚、大黄素、芦荟大黄素、大黄酸、大黄素葡萄糖苷、大黄素蒽酮、大黄素甲醚、决明素、橙黄决明素等。

主要功效

决明子的水浸液、酵水浸液、醇浸液等皆有降压作用，降压效果较明显，且持续时间较长，决明子用来降压，剂量5~10克为宜。决明子还具有清热明目、润肠通便、利水消肿的功效。

食用建议

肝火旺盛、目赤肿痛、大便干结、青光眼、夜盲症、高血压等患者可经常服用决明子；脾虚、泄泻及低血压的患者忌用决明子。

山楂决明子茶

口味：酸　烹饪方法：煮

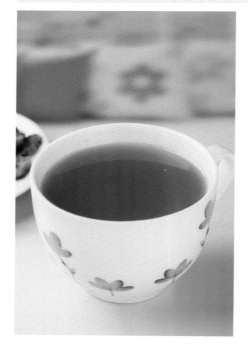

山楂 .... 90 克
决明子 .... 10 克

烹饪时间
32 分钟

1. 洗好的山楂切开，去核，切成小块，备用。
2. 砂锅中注入适量清水烧开，放入洗净的决明子，倒入切好的山楂。
3. 盖上盖子，用小火煮 20 分钟，至药材析出有效成分。
4. 揭开盖子，搅拌片刻。
5. 把煮好的山楂决明子茶滤入碗中即可饮用。

决明子海带汤

🍃 口味：鲜　烹饪方法：煮

指导

海带最好切成2厘米左右的宽度，这样打结时不易断。

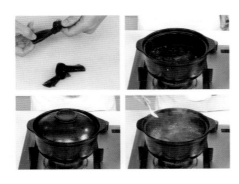

决明子	16克
海带	150克
盐	2克
鸡粉	2克

烹饪时间
21分钟

1. 将洗净的海带切块，卷成长条状，再打成海带结备用。
2. 砂锅中注入适量清水烧开，倒入洗净的决明子，放入海带结。
3. 盖上盖子，烧开后用小火煮20分钟，至食材熟透。
4. 揭盖，放入盐、鸡粉，搅拌均匀调味即可。

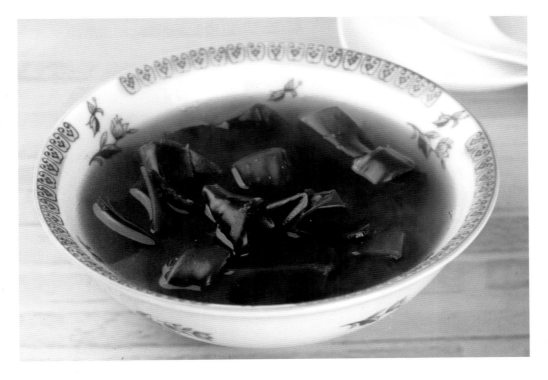

莲子心

每日适用量：5~20克

主要成分：莲心碱、甲基莲心碱、荷叶碱、异莲心碱、前荷叶碱、牛角花素，又含木犀草甙、金丝桃甙、芸香甙等黄酮类物质。

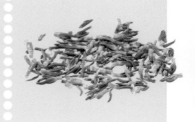

主要功效

莲子心中含生物碱 Nn-9，能扩张外周血管，具有较强的降压作用。莲子心是莲子中央的青绿色胚芽，味苦，有清热、固精、安神、强心的功效。

食用建议

高血压、心烦发热、眩晕头痛的患者可以经常食用莲子心；脾胃虚寒者忌服。

莲子心冬瓜汤

🍃 口味：苦   烹饪方法：煮

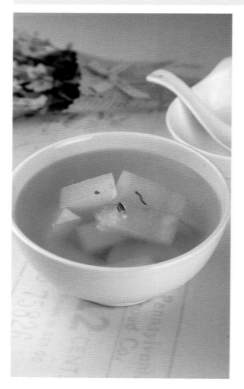

冬瓜	300克
莲子心	6克
盐	2克
食用油	少许

1. 将洗净的冬瓜去皮，切小块，备用。
2. 砂锅中注入适量清水烧开，倒入冬瓜，放入莲子心。
3. 盖上盖子，烧开后用小火煮 20 分钟，至食材熟透。
4. 揭盖，放入盐，拌匀调味，加入食用油，拌匀即可。

烹饪时间 21分钟

莲心茶

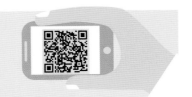

🍃 口味：清淡   烹饪方法：泡

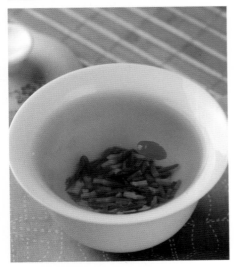

莲子心 10克

1. 取一个干净的茶杯。
2. 放入洗净的莲子心，然后注入适量沸水。
3. 盖上茶杯盖，泡约1分钟，至其析出有效成分。
4. 取下盖，趁热饮用即可。

烹饪时间
2分钟

生地莲子心饮

🍃 口味：苦   烹饪方法：煮

生地 5克
莲子心 3克

1. 砂锅中注入适量清水，用大火烧开。
2. 先倒入洗净的生地，再放入洗好的莲子心。
3. 盖上盖，煮沸后用小火煮约10分钟，至其析
   出有效成分。
4. 取下盖，搅拌片刻，用大火续煮一会儿即可。

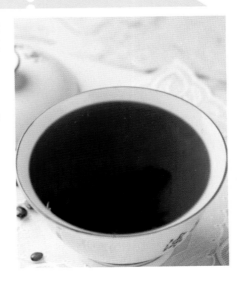

烹饪时间
12分钟

田七

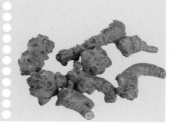

每日适用量：内服煎汤，4.5~15克；研末，1.5~3克

主要成分：人参皂苷、三七皂苷等多种皂苷，槲皮素及其甙，谷甾醇及其葡萄糖甙。

主要功效

田七能明显扩张血管，降低冠脉阻力，增加冠脉流量，加强和改善冠脉微循环，增加营养性心肌血流量，能够降低动脉压、略减心率，使心脏工作量减少，从而明显减少心肌的耗氧量，可用于治疗心绞痛、心肌缺血及休克。

食用建议

各种出血者以及高血压、糖尿病、造血功能异常、肿瘤等患者宜常服用田七；孕妇忌服田七，否则易导致流产。气血亏虚所致的痛经、月经失调、腹痛喜按者忌用田七。

山药田七炖鸡汤

🍃 口味：鲜　烹饪方法：煮

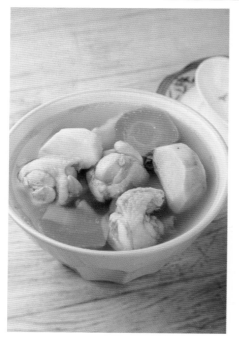

鸡肉块	300 克
胡萝卜	120 克
山药	90 克
田七	少许
姜片	少许
盐	1 克
鸡粉	1 克
料酒	4 毫升

烹饪时间 42 分钟

1. 将洗净去皮的山药切滚刀块；洗好去皮的胡萝卜切滚刀块。

2. 锅中注入适量清水烧开，淋入料酒，倒入鸡肉块余水，捞出沥干。

3. 砂锅中注入适量清水烧热，倒入田七、姜片、鸡肉块、胡萝卜块、山药块，烧开后用小火煮约 40 分钟至食材熟透，再加盐、鸡粉拌匀调味即可。

山楂田七粥

🍃 口味：清淡　　烹饪方法：煮

煮粥时要多搅拌几次，
以防煳锅。

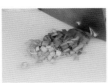 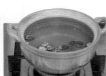

大米 200克
上海青 20克
山楂干 10克
田七 2克

烹饪时间
65分钟

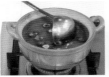 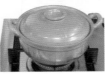

1. 将洗净的上海青切小段，备用。
2. 砂锅中注入适量清水烧热，倒入山楂干、田七。
3. 用大火稍煮，至药材析出有效成分。
4. 倒入洗好的大米，拌匀，盖上盖，用大火煮
   开后转小火煮1小时至食材熟透。
5. 揭盖，倒入切好的上海青，拌匀，煮约2分
   钟至熟。
6. 关火后盛出煮好的粥，装入碗中即可。

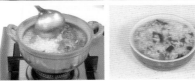

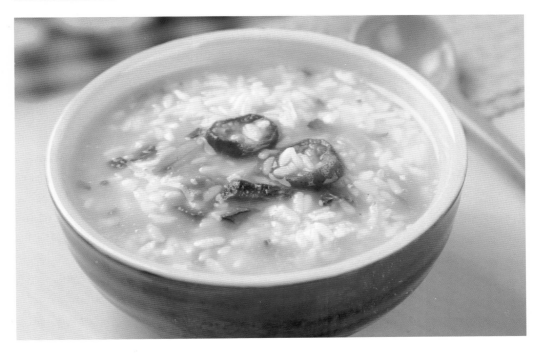

川芎

每日适用量：煎汤，3~10克；
研末，每次1~1.5克

主要成分：生物碱、挥发油、酚类物质、内脂素
以及维生素A、叶酸、蔗糖、甾醇、脂肪油等。

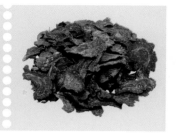

主要功效

川芎含有易挥发的油状生物碱、酚酸类化合物、川芎内脂，能扩张冠状动脉，降低心肌耗氧量，降低外周血管阻力，从而降低血压，还可预防血栓形成，可用于治疗脑血管疾病。

食用建议

川芎用量宜少，分量过大易引起呕吐、眩晕等不适症状。阴虚火旺、月经过多、出血性疾病、心肺胃火盛但肾气虚弱的人不宜服用。

川芎党参炖鸡蛋

🍃 口味：鲜　烹饪方法：炖

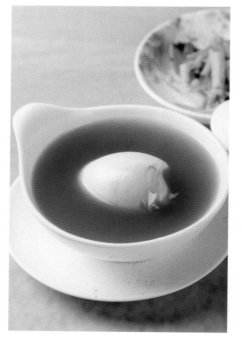

熟鸡蛋	2个
川芎	15克
党参	10克
阿胶	5克

烹饪时间
20分钟

1. 将备好的川芎和党参放入隔渣袋中，扎紧袋口，备用。

2. 砂锅中注入适量清水，放入隔渣袋，盖上盖，煮15分钟至药材析出有效成分。

3. 揭开盖，放入熟鸡蛋，倒入阿胶，略搅几下，盖上盖，煮5分钟至阿胶溶化。

4. 揭盖，取出隔渣袋，关火后将煮好的汤料盛出，装入碗中即可。

鸽子川芎黄芪汤

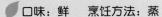

口味：鲜　烹饪方法：蒸

指导

蒸碗中的汤汁不宜加太多，以免蒸煮时材料溢出，损失营养物质。

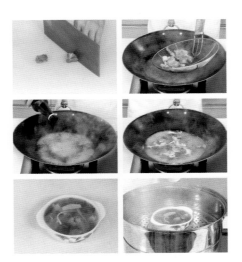

烹饪时间 123 分钟

鸽肉块	200克	黄精	10克
猪瘦肉	180克	枸杞子	8克
姜片	少许	葱段	少许
川芎	20克	盐	3克
黄芪	15克	鸡粉	2克
党参	15克	料酒	10毫升
天麻	10克	鸡汁	适量

1. 将洗净的猪瘦肉切条形，改切成丁。
2. 锅中注入适量清水烧热，倒入洗净的鸽肉块、瘦肉丁汆去血渍，捞出沥干水分。
3. 锅中注入适量清水烧开，加入料酒、鸡粉、盐、鸡汁，搅拌匀。
4. 放入洗净的川芎、黄芪、党参、天麻、黄精、枸杞子，撒上姜片、葱段，倒入汆过水的食材，用大火煮约1分钟。
5. 盛出锅中的材料，装入蒸碗中，待用。
6. 蒸锅上火烧开，放入蒸碗，盖上盖，用小火蒸约2小时，挑去葱段即可。

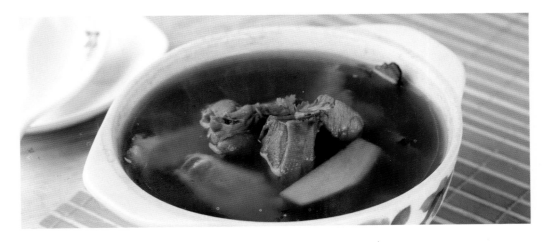

葛根

每日适用量：3~15克

主要成分：葛根素、葛根素木糖甙、大豆黄酮、大豆黄酮甙及 β－谷甾醇、花生酸、多量淀粉等。

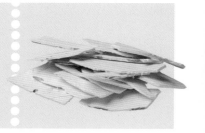

主要功效

葛根中的黄酮能增加脑及冠状血管血流量，对高血压动脉硬化病人能起改善脑循环作用，具有降压作用，且其作用温和，可用于高血压引起的头痛、头晕、耳鸣、肢体麻木等症状，还可预防冠心病、动脉硬化、脑卒中等病症。

食用建议

葛根粉富含天然雌性激素，具有嫩化皮肤、丰胸的作用，尤其适合女性朋友食用；葛根性凉，多食易引起呕吐，胃寒者应当慎用。葛根还有发汗的作用，所以夏日表虚汗多者不宜服用。

葛根桑叶茶

🍃 口味：清淡　　烹饪方法：煮

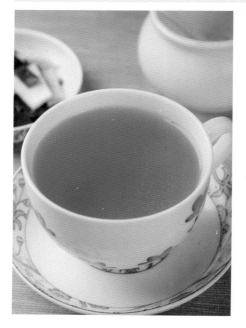

葛根 .... 10 克
桑叶 .... 8 克

烹饪时间
20分钟

1. 砂锅中注入适量清水烧热，倒入备好的桑叶、葛根。
2. 盖上盖，烧开后用小火煮约 20 分钟至其析出有效成分。
3. 揭开盖，搅拌匀。
4. 关火后盛出葛根桑叶茶，滤入杯中即可。

葛根丹参首乌茶

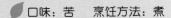

🌿 口味：苦　　烹饪方法：煮

指导

制首乌的味道较苦，煮好后可以加点儿蜂蜜再饮用。

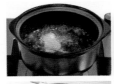
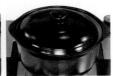
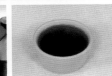

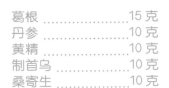

葛根	15 克
丹参	10 克
黄精	10 克
制首乌	10 克
桑寄生	10 克

烹饪时间 22 分钟

1. 砂锅中注入适量清水烧开，放入葛根、丹参、黄精、制首乌、桑寄生，搅拌匀。
2. 盖上盖，用小火煮 20 分钟，至药材析出有效成分。
3. 揭开盖，将药材及杂质捞干净。
4. 把煮好的葛根丹参首乌茶盛出，装入杯中，待稍微放凉即可饮用。

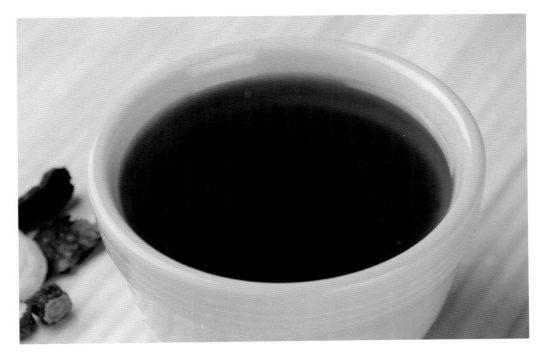

鹿茸

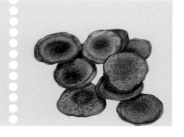

每日适用量：3~10克

主要成分：氨基酸葡萄糖、半乳糖胺、骨胶质、脑素、酸性黏多糖及脂肪酸、核糖核酸、脱氧核糖核酸以及维生素A、蛋白质、钙、磷、镁等。

主要功效

鹿茸可刺激细胞核的 RNA 聚合酶的活性，这种机制可使血压降低。鹿茸可使心脏收缩振幅减小、心律减慢、外周血管扩张，可防治因高血压引起的冠心病、动脉粥样硬化、脑卒中等病症。

食用建议

肾阳虚型病患者宜常服用鹿茸，它能明显改善症状；阴虚阳亢、血分有热、胃火炽盛、肺有痰热及外感热病患者应忌服。

鹿茸炖乌鸡

🍃 口味：鲜　烹饪方法：煮

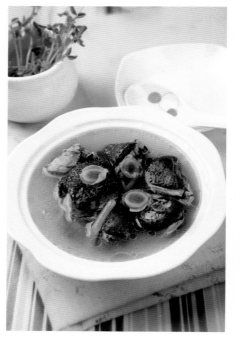

乌鸡	500克
鹿茸	5克
姜片	少许
葱段	少许
盐	3克
料酒	9毫升

烹饪时间 61 分钟

1. 锅中注入适量的清水烧开，倒入乌鸡，淋入料酒，搅拌均匀余去血水杂质，捞出沥干水分待用。
2. 砂锅注入清水，大火烧热，倒入乌鸡、姜片、葱段、鹿茸，淋入料酒。
3. 盖上锅盖，烧开后转小火煮1小时至熟软。
4. 掀开锅盖，加入盐调味即可。

鹿茸小米粥

🍃 口味：甜　烹饪方法：煮

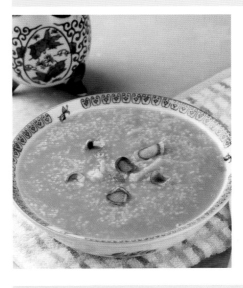

水发大米 ....150 克
水发小米 ....100 克
鹿茸 ....7 克
党参 ....15 克
红糖 ....40 克

烹饪时间
62 分钟

1. 砂锅中注入适量清水烧开，放入备好的党参、鹿茸。
2. 倒入洗净的大米、小米，搅拌匀。
3. 盖上盖，用小火煮 1 小时至食材熟透。
4. 揭开盖，放入红糖，搅拌均匀，略煮片刻至红糖溶化。
5. 关火后把煮好的粥盛出，装入碗中即可。

鹿茸茶

🍃 口味：清淡　烹饪方法：泡

烹饪时间
11 分钟

鹿茸片 ....3 克
热水 ....适量

1. 砂锅中注入适量清水烧开。
2. 将鹿茸片放入杯中，加入少许热水，略泡片刻。
3. 滤出杯中的水，再加入适量热水。
4. 盖上杯盖，闷 10 分钟。
5. 揭开盖，即可饮用。

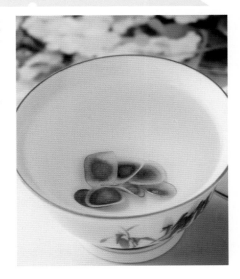

天麻

每日适用量：煎服，3~9克；研末冲服，每次1.0~1.5克

主要成分：天麻苷、天麻苷元、β－谷固醇和胡萝卜苷等，天麻多糖、维生素A、多种氨基酸、微量生物碱，多种微量元素如铬、锰、铁等。

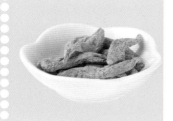

主要功效

天麻有很好的降压及防治高血压的作用，它还可增加外周及冠状动脉血流量，对心脏有保护作用，还可预防由高血压引起的动脉硬化、冠心病以及脑卒中等并发症。

食用建议

天麻味甘，性平，适于治疗风寒夹有痰湿型高血压引起的头痛眩晕，小儿惊风、癫痫、脑卒中等患者均适合食用。使用御风草根时，忌使用天麻，若二者同用，会引起肠结之患。

天麻炖鸡

🌿 口味：鲜　烹饪方法：炖

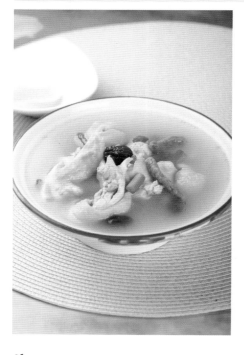

鸡块	400克
天麻	5克
红枣	20克
枸杞子	10克
姜片	少许
葱段	少许
盐	2克
鸡粉	2克
料酒	18毫升

烹饪时间40分钟

1. 锅中注入适量清水烧开，倒入洗净的鸡块，余去血水，捞出沥干水分。
2. 砂锅中注入适量清水烧开，放入备好的红枣、姜片、天麻、枸杞子，倒入余过水的鸡块，淋入料酒拌匀。
3. 盖上盖，用小火炖30分钟，至食材熟透，揭开盖，放入盐、鸡粉，搅匀调味，最后放入少许葱段即可。

天麻鸡肉饭

口味：鲜　烹饪方法：煮

指导

蔬菜焯好后过一下凉开水，可使其颜色更美观。

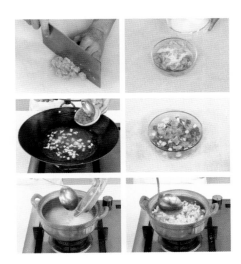

水发大米	250克	盐	1克
鸡胸肉	120克	鸡粉	1克
竹笋	30克	料酒	6毫升
胡萝卜	45克	水淀粉	7毫升
水发天麻	10克	食用油	适量

1. 将胡萝卜切丁；竹笋切块；鸡胸肉切成小丁；洗好的天麻切开，再切小块。
2. 鸡肉丁放入碗中，加入盐、鸡粉、料酒、水淀粉、适量食用油腌渍约15分钟。
3. 锅中注入适量清水烧开，倒入竹笋块、胡萝卜块，煮至断生，捞出沥干水分，待用。
4. 取一个大碗，倒入鸡肉丁，放入焯过水的材料拌匀，制成酱菜。
5. 砂锅中的清水烧热，倒入大米、天麻。
6. 烧开后用小火煮约15分钟，倒入酱菜铺平，用小火煮约15分钟至熟，装碗即可。

烹饪时间 35分钟

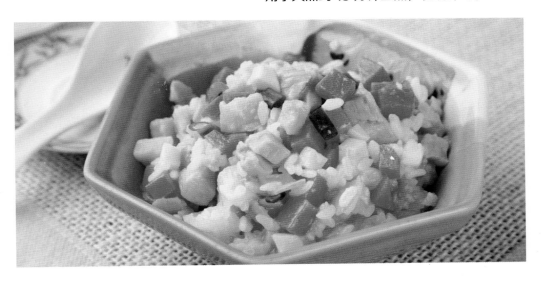

大黄

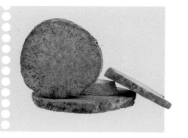

每日适用量：5~15克

主要成分：苷类化合物、蒽类衍生物、有机酸类、鞣质类、挥发油类等。

主要功效

大黄可通过利尿间接产生降压作用。另外，大黄有泻下作用，使排便通畅，血液在体内所受阻力小，从而使血压下降。

食用建议

大黄生用泻下作用较强，熟用则泻下作用较缓而长于泻火解毒、清利湿热。酒制可活血，且善清上焦血分之热；炒炭常用于凉血止血。表证未解、气血虚弱、脾胃虚寒、无实热瘀结者及孕妇产前、产后均应慎用或忌用。

大黄蒲公英茶

🍃 口味：苦　　烹饪方法：泡

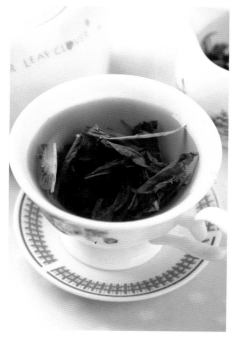

蒲公英	6克
大黄	8克
开水	适量

1. 将大黄和蒲公英用清水稍洗。
2. 取一个茶杯，倒入备好的大黄和蒲公英。
3. 再注入适量的开水，浸泡约 7 分钟即可。

烹饪时间
8分钟

大黄绿茶

🍃 口味：甜　烹饪方法：煮

指导

蜂蜜不宜加太多，以
免降低茶汁的药用价值。

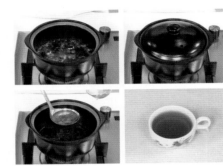

烹饪时间
11分钟

大黄 6克
绿茶叶 4克
蜂蜜 .... 少许

1. 砂锅中注入适量清水烧开，放入洗净的大黄、绿茶叶。

2. 盖上盖，煮沸后用小火煮约10分钟，至其析出有效成分。

3. 揭盖，搅拌一会儿，关火后盛出煮好的大黄绿茶。

4. 滤取茶汁，装入杯中，加入蜂蜜拌匀，趁热饮用即可。

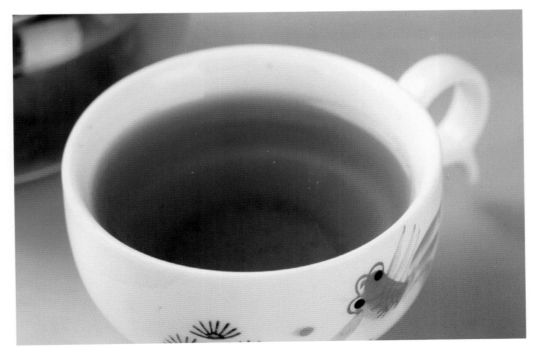

酸枣仁

每日适用量：6~15克

主要成分：脂肪油和蛋白质、类固醇、酸枣仁皂苷、酸枣苷元、维生素C。

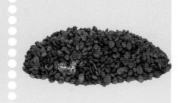

主要功效

酸枣仁可引起血压持续下降，有显著的降压作用，还可显著扩张微血管管径。酸枣仁液可使心率减慢，心收缩力加强，防治心肌炎和心肌缺血，有强心作用。酸枣仁还具有养肝利胆、宁心安神、敛阴止汗的功效。

食用建议

酸枣仁有安神、滋养强壮作用，一般炒用。临床中，凡表现为虚热、精神恍惚或烦躁疲乏者宜生用，或半生半炒，而胆虚不宁兼有脾胃虚弱、消化不良、烦渴、虚汗者宜炒用；凡有实邪郁火及患有滑泄症者要慎用。

酸枣仁小米粥

🍃 口味：甜　烹饪方法：煮

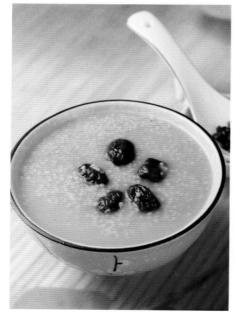

水发小米	230 克
红枣	少许
酸枣仁	少许
蜂蜜	适量

烹饪时间 67 分钟

1. 砂锅中注入适量清水烧开，倒入酸枣仁，盖上盖，用中小火煮 20 分钟。
2. 揭盖，捞出酸枣仁，倒入洗好的小米，放入洗净的红枣，搅拌均匀。
3. 盖上盖，烧开后用小火煮约 45 分钟至食材熟透。
4. 揭盖，加入蜂蜜，搅拌均匀。
5. 关火后盛出煮好的酸枣仁小米粥，装入碗中即可。

酸枣仁枸杞茶

🍃 口味：甜　　烹饪方法：煮

指导

酸枣仁的有效成分不易析出，可先浸泡20~30分钟再煮，效果会更好。

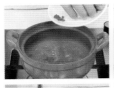 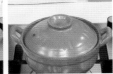

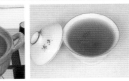

酸枣仁 8克
枸杞子 5克

烹饪时间
16分钟

1. 砂锅中注入适量清水烧开，倒入洗净的枸杞子、酸枣仁。
2. 盖上盖，用小火煮15分钟，至析出营养成分。
3. 揭开盖，搅拌几下。
4. 把煮好的酸枣仁枸杞茶盛出，装入杯中即可。

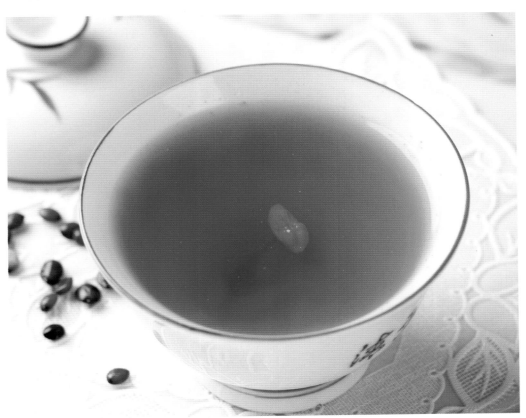

荷叶

每日适用量：6~15克

主要成分：莲碱、原荷叶碱和荷叶碱等多种生物碱及维生素C、多糖等化合物。

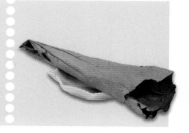

主要功效

荷叶有良好的降血脂、降胆固醇和减肥作用；荷叶还能明显降低血清中甘油三醇和胆固醇的含量，具有调节血脂的保健作用。

食用建议

经常饮用荷叶茶可降血压、降血脂、减肥，防治冠心病、胆囊炎、胆结石、脂肪肝、肥胖症等；经期女性、孕妇、脾胃虚寒者禁服，体瘦气血虚弱者慎服；荷叶畏桐油、白银。

薏米红枣荷叶粥

口味：甜　　烹饪方法：煮

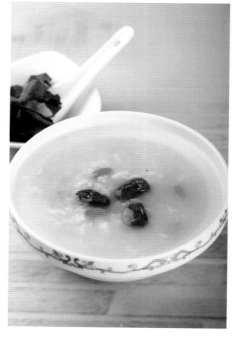

水发大米	130 克
水发薏米	80 克
红枣	20 克
枸杞子	10 克
干荷叶	8 克
冰糖	20 克

烹饪时间 47 分钟

1. 砂锅中注入适量清水烧开，放入洗净的干荷叶，盖上盖，煮沸后用小火煮约 15 分钟，至其析出有效成分。

2. 揭盖，捞出荷叶，去除杂质，倒入洗净的大米、薏米、红枣、枸杞子，盖上盖，转小火续煮约 30 分钟。

3. 取下盖，放入冰糖，快速搅拌匀，转中火再煮至冰糖完全溶化即可。

荷叶茶

🌿 口味：甜　烹饪方法：煮

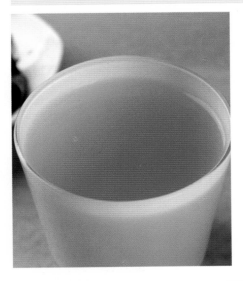

干荷叶 5克
冰糖 ....20 克

1. 砂锅中注入适量清水烧开，倒入洗净的干荷叶。
2. 盖上盖，煮沸后用小火煮约 15 分钟，至其析出有效成分。
3. 揭盖，放入备好的冰糖，搅拌匀，用大火略煮片刻，至冰糖完全溶化。
4. 再盛出煮好的荷叶茶，滤取茶汁，装入茶杯中即成。

烹饪时间
16 分钟

荷叶党参茶

🌿 口味：清淡　烹饪方法：煮

烹饪时间
22 分钟

荷叶 5克
党参 ....10 克
山楂 ....50 克

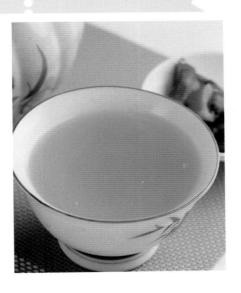

1. 将洗净的山楂切开，去核，再切小块，备用。
2. 砂锅中注入适量清水烧开。
3. 倒入备好的党参、荷叶、山楂，搅拌均匀。
4. 盖上盖，用小火煮约 20 分钟，至其析出有效成分。
5. 揭盖，捞出药渣，将煮好的荷叶党参茶装入杯中即可。

车前子

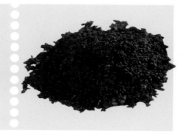

每日适用量：5~20克

主要成分：车前子酸、车前苷、胆碱、脂肪油等化合物。

主要功效

车前子酒精提取物有类似胆碱作用，可降低血压。车前子油能使人体胆固醇含量迅速下降，可预防因高血压引起的心脑血管疾病。

食用建议

高血压、水肿、尿路感染、痢疾、目赤肿痛患者均可食用车前子；凡内伤劳倦、阳气下陷、肾虚精滑及内无湿热者宜慎用车前子。

车前子山药粥

🌿 口味：清淡　　烹饪方法：煮

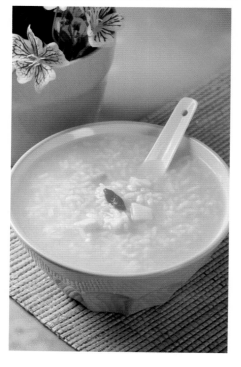

水发大米	170 克
山药	120 克
车前子	少许

烹饪时间 48分钟

1. 取一个纱袋，放入备好的车前子，系紧袋口，制成药袋，备用。

2. 洗净去皮的山药切片，再切成条，改切成丁，备用。

3. 砂锅中注入适量清水烧开，倒入洗好的大米，放入药袋，拌匀。

4. 盖上盖，烧开后用小火煮约 15 分钟至药材析出有效成分。

5. 揭盖，拣出药袋，用小火煮约 20 分钟；倒入山药，转小火煮约 10 分钟。

6. 将煮好的车前子山药粥装入碗中即可。

车前子玉米粥

🌿 口味：清淡　　烹饪方法：煮

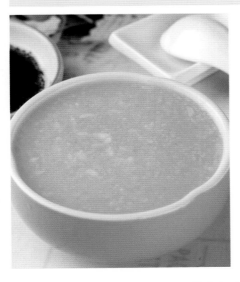

水发大米 ....120 克
玉米碎 ....80 克
车前子 ....少许

烹饪时间
46分钟

1. 将洗净的车前子倒入隔渣袋，制成药材袋。
2. 锅中注水烧开，放入药材袋，盖上盖，煮沸后用中火煮约 15 分钟。
3. 揭开盖，捞出药材袋，将洗净的大米倒入锅中，再放入玉米碎，拌匀。
4. 盖上盖，用小火煮约 30 分钟至食材熟透。
5. 揭开盖，搅拌几下装入碗中即可。

车前子茶

🌿 口味：清淡　　烹饪方法：煮

烹饪时间
31分钟

车前子 ....10 克

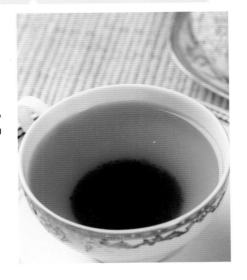

1. 砂锅中注入适量清水烧开，倒入备好的车前子，搅拌均匀。
2. 盖上盖，用小火煮约30分钟至其析出有效成分。
3. 揭盖，关火后盛出煮好的车前子茶，装入杯中即可。

桑寄生

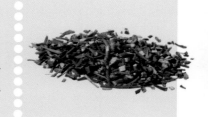

每日适用量：5~15克

主要成分：桑寄生茎和叶含齐墩果酸、β－香树脂醇、内消旋肌醇、黄酮类化合物，还可分离出蛇麻脂醇和黄酮甙；桑寄生带叶茎枝含槲皮素及扁蓄甙。

主要功效

桑寄生新鲜叶的醇提取物、茎和叶的浸剂均有降压作用，后者与山楂、大蒜、臭梧桐合用，其降压作用大为加强，作用时间也有所延长。桑寄生可使循环系统的内感受器兴奋，通过迷走神经传入纤维抑制血管运动中枢，从而产生降压作用。

食用建议

桑寄生对风湿痹痛、肝肾不足、腰膝酸痛最为有效，常与独活、牛膝等配伍应用。对老人体虚，妇女经多带下而肝肾不足、腰膝疼痛、筋骨无力亦有效，与杜仲、续断等配伍应用。

桑寄生茶

🍃 口味：清淡　　烹饪方法：煮

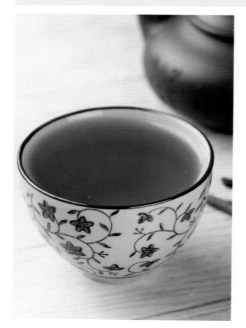

桑寄生 20克

烹饪时间 21分钟

1. 砂锅中注入适量清水烧开。
2. 将备好的桑寄生倒入锅中，搅拌一会儿。
3. 盖上盖，用小火煮20分钟，至其析出有效成分。
4. 揭开盖，将药材及杂质捞干净。
5. 将煮好的桑寄生茶盛入杯中即可。

桑寄生杜仲乌鸡汤

口味：鲜　烹饪方法：煮

由于乌鸡有血渍及异味，所以需要提前用水汆煮片刻。

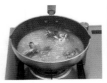 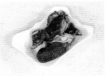
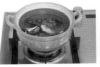 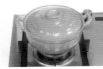
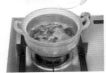 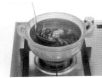

乌鸡块 .... 200 克
红枣 .... 25 克
桑寄生 .... 8 克
杜仲 .... 10 克
陈皮 .... 1 片
盐 .... 2 克

烹饪时间 182 分钟

1. 将锅中注入适量清水烧开，倒入乌鸡块，汆煮片刻。
2. 关火后捞出汆煮好的乌鸡块，沥干水分，装入盘中待用。
3. 砂锅中注入适量清水，倒入乌鸡块、红枣、桑寄生、杜仲、陈皮，拌匀。
4. 加盖，大火煮开转小火煮 3 小时至析出有效成分。
5. 揭盖，加入盐，稍稍搅拌至入味。
6. 关火，盛出煮好的桑寄生杜仲乌鸡汤，装入碗中即可。

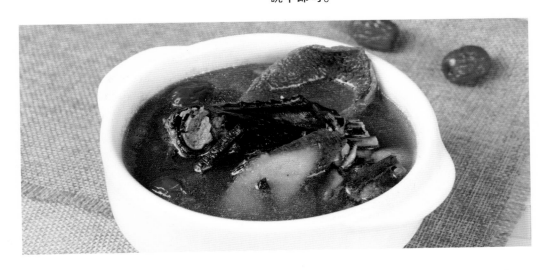

槐花

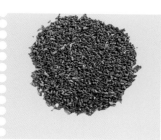

每日适用量：10~15克

主要成分：芦丁、槲皮素、鞣质、槐花二醇、维生素A等。

主要功效

槐花中的芦丁能改善毛细血管的功能，保持毛细血管正常的抵抗力，防止因毛细血管脆性过大、渗透性过高引起的高血压、糖尿病，还可预防出血。

食用建议

粉蒸槐花不易消化，消化系统不好的人，尤其是中老年人不宜过量食用；过敏性体质者、脾胃虚寒及阴虚发热而无实火者慎服。

槐花粥

口味：甜　　烹饪方法：煮

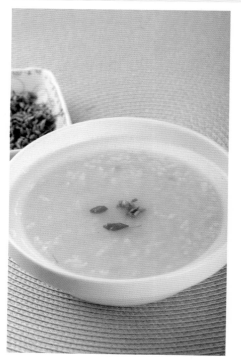

水发大米	170克
槐花	10克
枸杞子	少许
冰糖	15克

烹饪时间 42分钟

1. 砂锅中注入适量清水烧开，倒入洗净的槐花，盖上盖，烧开后用小火煮约10分钟，至散发出香味。

2. 揭盖，捞出槐花与杂质，再倒入洗净的大米，搅拌匀。

3. 盖好盖，煮沸后用小火煲煮约30分钟，至米粒熟透。

4. 揭盖，加入冰糖和枸杞子，搅拌匀，转中火续煮至糖分充分溶化即可。

槐花山楂茯苓茶

🍃 口味：酸　烹饪方法：泡

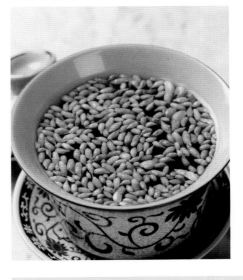

山楂	35 克
茯苓	20 克
槐花	少许

烹饪时间 24 分钟

1. 洗好的山楂去除头尾，去核，把山楂果肉切成小块，装入盘中，待用。
2. 砂锅中注入适量清水，用大火烧开，放入备好的山楂、茯苓。
3. 盖上盖，烧开后用小火煮约 20 分钟至药材析出有效成分。
4. 揭盖，捞出山楂和茯苓，用中火保温。
5. 取一茶杯，放入洗净的槐花，盛入砂锅中的药汁，至八九分满。
6. 盖上杯盖，泡约 3 分钟即可。

杏仁槐花豆浆

🍃 口味：甜　烹饪方法：榨

烹饪时间 22 分钟

黄豆	50 克
杏仁	15 克
槐花	少许
蜂蜜	适量

1. 把黄豆倒入碗中，用适量清水洗净。
2. 将洗好的黄豆倒入滤网，沥干水分。
3. 把洗好的黄豆倒入豆浆机中，放入备好的杏仁、槐花，注入适量清水，至水位线即可。
4. 选择"五谷"程序，再选择"开始"键，开始打浆，待豆浆机运转约 20 分钟，即成豆浆。
5. 把煮好的豆浆倒入滤网，滤取豆浆。
6. 倒入杯中，加入蜂蜜，拌匀，撇去浮沫即可。

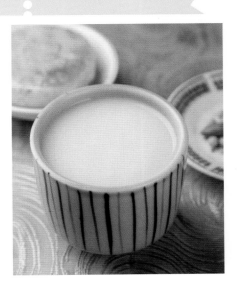

黄芩

每日适用量：3~10克

主要成分：黄芩甙元、黄芩甙、汉黄芩素、汉黄芩甙和黄芩新素、苯甲酸等化学成分。

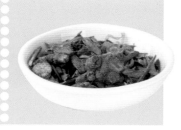

主要功效

黄芩酊剂、浸剂、煎剂、醇或水提取物均有降压作用，可直接扩张外周血管，抑制血管运动中枢。黄芩还具有泻实火、除湿热、止血、安胎的功效，可治燥热烦渴、肺热咳嗽、湿热泻痢、黄疸、热淋、吐衄、崩漏、目赤肿痛等症。

食用建议

燥热烦渴、肺热咳嗽、湿热泻痢、黄疸、目赤肿痛、血热胎动不安、痈肿疔疮、燥热便秘者宜常用；脾寒泄泻、中寒腹痛、血虚腹痛、肾虚溏泻、脾虚水肿、血枯经闭、肺受寒邪喘咳等患者均要慎用。

柴胡黄芩茶

🌿 口味：苦　烹饪方法：煮

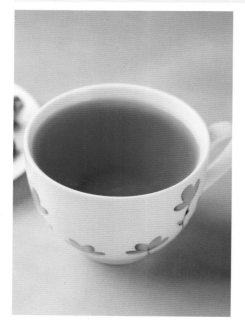

柴胡	15克
黄芩	8克
大黄	4克

烹饪时间 21分钟

1. 砂锅中注入适量清水烧开，放入备好的药材，轻轻搅拌匀。
2. 盖上盖，煮沸后用小火煮约20分钟，至其析出有效成分。
3. 揭盖，转中火拌匀，略煮片刻，关火后盛出煮好的柴胡黄芩茶。
4. 滤取茶汁，装入茶杯中，趁热饮用即可。

山楂神曲黄芩茶

🍃口味：清淡   烹饪方法：煮

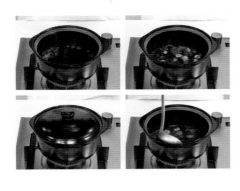

干山楂 ....20 克
神曲 ....5 克
黄芩 ....10 克

烹饪时间 21 分钟

1. 砂锅中注入适量清水烧开。
2. 倒入备好的干山楂、神曲、黄芩，搅拌均匀。
3. 盖上盖，用小火煮 20 分钟，至其析出有效成分。
4. 揭开盖，搅拌片刻，关火后将煮好的山楂神曲黄芩茶滤入碗中即可。

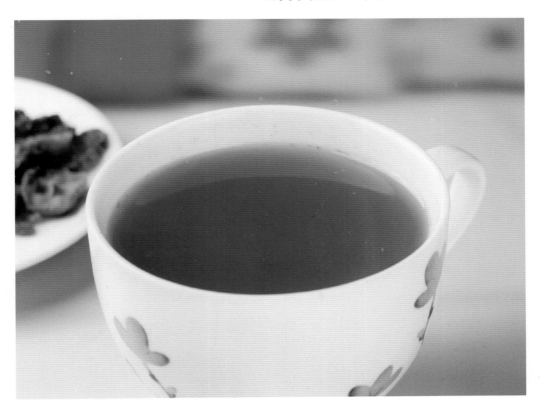

莱菔子

每日适用量：6~10克

主要成分：莱菔素、芥子碱、脂肪油（油中含大量芥酸、亚油酸、亚麻酸）、β-谷甾醇、糖类及多种氨基酸、维生素等。

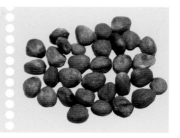

主要功效

莱菔子提取液有缓和且持续的降压作用，效果稳定，无明显不良反应。莱菔子还有抗菌、镇咳、平喘、改善排尿功能及降低胆固醇、防止动脉硬化等作用。

食用建议

莱菔子特别适合饮食停滞、脘腹胀痛、大便秘结、积滞泻痢、痰壅喘咳的患者服用，但因莱菔子辛散耗气，故气虚及无食积、无痰滞者慎用。莱菔子不宜与人参同用。

山楂莱菔子粥

🍃 口味：清淡　烹饪方法：煮

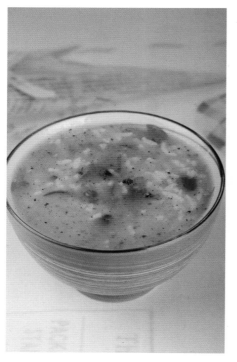

水发大米	120 克
山楂	80 克
莱菔子	7 克
盐	2 克

烹饪时间 32 分钟

1. 将洗净的山楂去核，切成小块。
2. 炒锅置火上，倒入洗好的莱菔子，用中小火快速翻炒至表皮裂开，盛出，取来杵臼，倒入莱菔子研成粉末状，装入小碗中，待用。
3. 砂锅中注入清水烧开，倒入洗净的大米，烧开后用小火煮约 30 分钟。
4. 揭盖，放入切好的山楂拌匀，再撒上莱菔子粉末搅匀，加盐调味即可。

神曲莱菔子粥

🌿 口味：清淡　　烹饪方法：煮

煮药材时，火候不要太大，否则不利于析出有效成分。

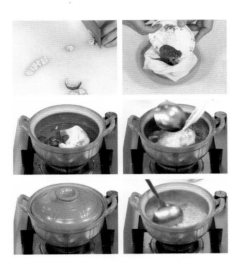

水发大米	150 克
鲜山楂	50 克
神曲	少许
莱菔子	少许
冰糖	20 克

烹饪时间 31 分钟

1. 将洗净的山楂去除头尾，切开，去籽，切成小块。
2. 取纱袋，倒入少许莱菔子、神曲，系紧袋口，制成药袋，待用。
3. 砂锅中注入适量清水烧热，放入药袋、山楂，用大火煮沸。
4. 倒入洗净的大米，搅拌均匀。
5. 盖上盖，烧开后用小火煮30分钟至大米熟透。
6. 揭盖，拣出药袋，倒入冰糖，拌匀，煮至冰糖溶化即可。

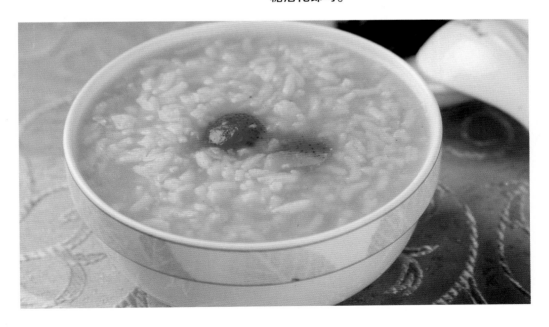

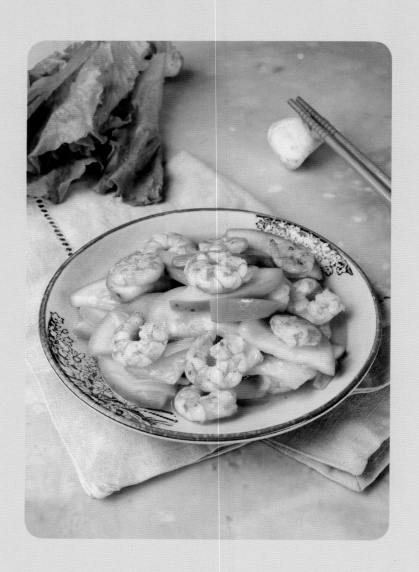

Part 4

对症调养，9 种高血压并发症的膳食巧安排

科学合理的饮食除了能保证机体的正常运转，还可以帮助高血压患者维持血压稳定和降低血压，同时可以预防并发症的发生或控制其发展。本章重点介绍 9 种高血压并发症，分别解析其基本概念、饮食调养原则以及宜吃食物，并推荐相应的对症调养食谱。本章推荐的膳食不但可以增强体质，而且还有防治疾病、延缓病情发展的作用，能够为高血压患者防治并发症提供一条切实可行的有效途径。

高血压并发糖尿病

高血压和糖尿病共同的发病基础是胰岛素抵抗，即由于各种原因使胰岛素不能在体内发挥降血糖作用，胰岛素主要在肝脏和肌肉组织中发挥降血糖作用。高血压会造成局部供血不足，从而引起或加重高血压患者的大血管和微血管并发症。

饮食原则

1. 食物清淡、少盐，多摄入富含膳食纤维的食物，每日蔬菜不少于 500 克。
2. 主食多选择血糖指数较低的全谷类和粗粮。
3. 少食多餐，定时定量。
4. 在维持理想体重的基础上控制总能量。

宜吃食物

空心菜、白菜、芹菜、冬瓜、橄榄菜、西红柿、苦瓜、茄子等。

蒜蓉空心菜

🌿 口味：清淡　　烹饪方法：炒

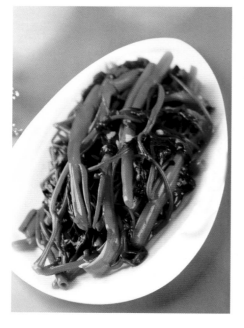

空心菜	300克
蒜末	少许
盐	2克
鸡粉	2克
食用油	少许

烹饪时间 5分钟

1. 将洗净的空心菜切成小段，待用。
2. 用油起锅，放入蒜末，爆香，倒入切好的空心菜，用大火翻炒一会儿，至其变软。
3. 转中火，加入盐、鸡粉，快速翻炒片刻，至食材入味。
4. 关火后盛出炒好的食材，装入盘中即可。

菠萝炒苦瓜

🍃 口味：苦　烹饪方法：煮

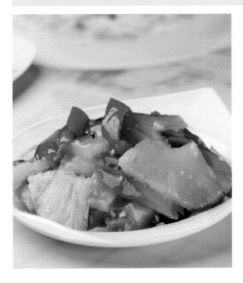

苦瓜	300 克	小苏打	适量
菠萝肉	150 克	白糖	适量
红椒片	少许	蚝油	适量
蒜末	少许	水淀粉	适量
盐	3 克	食用油	适量
味精	1 克		

烹饪时间 5分钟

1. 将洗好的苦瓜去除瓤籽，切成片；将菠萝肉切片。
2. 锅中注入清水烧开，加适量小苏打拌匀，倒入苦瓜煮沸，捞出苦瓜。
3. 锅置于旺火上，注油烧热，倒入红椒片、蒜末爆香，倒入苦瓜、菠萝肉炒约 1 分钟至熟。
4. 加入盐、味精、白糖、蚝油调味，加入适量水淀粉勾芡，淋入少许熟油拌匀即可。

枸杞芹菜炒香菇

🍃 口味：鲜　烹饪方法：炒

芹菜	120 克	鸡粉	2 克
鲜香菇	100 克	水淀粉	适量
枸杞子	20 克	食用油	适量
盐	2 克		

烹饪时间 5分钟

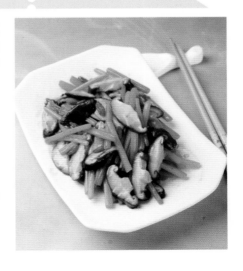

1. 洗净的鲜香菇切成片；洗好的芹菜切成段，备用。
2. 用油起锅，倒入香菇，炒出香味，放入芹菜，翻炒均匀，注入少许清水，炒至食材变软。
3. 撒上枸杞子，翻炒片刻，加入盐、鸡粉、水淀粉。
4. 炒匀调味，盛出炒好的菜肴，装入盘中即可。

芥蓝炒冬瓜

🌿 口味：清淡　　烹饪方法：炒

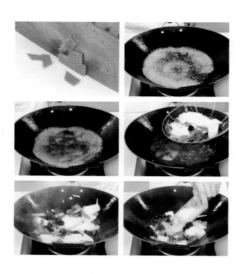

芥蓝	.........100 克	葱段	..........少许
冬瓜	.........250 克	盐	...............3 克
胡萝卜	.....50 克	鸡粉	.............2 克
水发木耳	...50 克	料酒	......10 毫升
姜片	.........少许	水淀粉	....15 毫升
蒜末	..........少许	食用油	.......适量

1. 将洗净去皮的胡萝卜切段，改切成片；洗好的木耳切成片；去皮洗好的冬瓜切成片；洗净的芥蓝切成段。
2. 锅中注清水烧开，放入适量食用油和盐。
3. 放入胡萝卜、木耳，拌匀，煮半分钟。
4. 倒入芥蓝、冬瓜煮 1 分钟，捞出，待用。
5. 用油起锅，放入姜片、蒜末、葱段爆香，倒入焯好的食材，翻炒匀。
6. 放入盐、鸡粉，淋入料酒炒匀，倒入适量水淀粉，快速翻炒均匀即可。

烹饪时间 5分钟

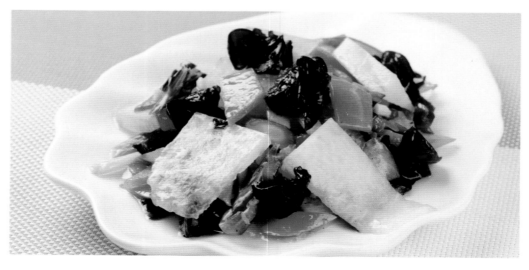

腰果炒鸡丁

🍃 口味：炒　　烹饪方法：鲜

鸡肉提前进行腌渍，可以更好地入味，而且肉质更嫩。

鸡肉丁 .....250 克	盐 ....3 克
腰果 ....80 克	干淀粉 ....5 克
青椒丁 ......50 克	黑胡椒粉 ....2 克
红椒丁 ......50 克	料酒 ....7 毫升
姜末 ....少许	食用油 ....10 毫升
蒜末 ....少许	

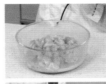
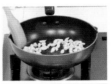

烹饪时间
15 分钟

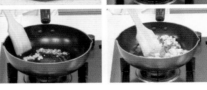

1. 取一碗，加入干淀粉、黑胡椒粉、料酒拌匀，倒入备好的鸡肉丁，拌匀，腌渍 10 分钟。
2. 热锅注油，放入腰果小火翻炒至微黄色，盛出，装盘备用。
3. 锅底留油，倒入姜末、蒜末，爆香，放入腌好的鸡肉丁，翻炒约 2 分钟至转色。
4. 倒入青椒丁、红椒丁，炒匀；加入盐，炒匀使其入味，倒入腰果炒匀，盛出即可。

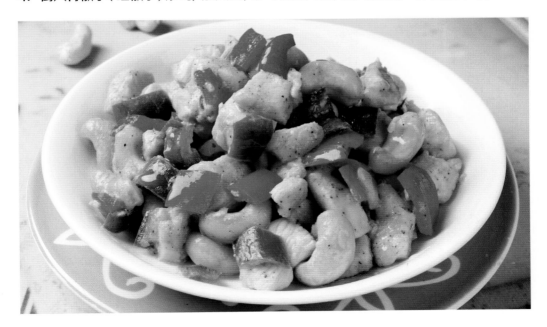

高血压并发高脂血症

　　高血压常常并发高脂血症，如果血脂过多，容易造成"血稠"，在血管壁上沉积，逐渐形成动脉粥状硬化，而且会增多、增大，逐渐堵塞血管，使血流变慢，严重时血流被中断。

饮食原则

1. 避免重油、油炸、煎烤和过咸的食物，烹调用油限量，最好选用茶油或改良菜籽油作为烹调用油。
2. 避免高脂肪、高胆固醇食物。
3. 适量控制主食及甜食、水果；多吃新鲜蔬菜、豆制品和全谷类。

宜吃食物

玉米、白菜、芹菜、茄子、冬瓜、洋葱、苦瓜、苹果、荞麦、燕麦、鲫鱼、虾等。

葫芦瓜炒虾仁

口味：鲜　　烹饪方法：炒

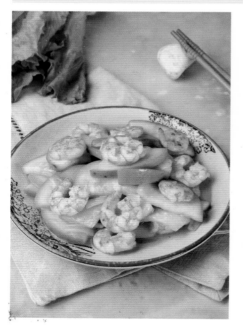

葫芦瓜 ......200 克	鸡粉 ....2 克
虾仁 ....70 克	芝麻油 ....4 毫升
姜末 ....少许	水淀粉 ....4 毫升
葱段 ....少许	食用油 ......适量
盐 ....2 克	

1. 将洗净的葫芦瓜切成片，待用。
2. 锅中加水烧开，倒入洗净的虾仁余煮，捞出沥干待用。
3. 热锅注油烧热，倒入姜末爆香，再倒入虾仁、葫芦瓜炒匀，注入适量清水，加入盐、鸡粉、葱段炒匀。
4. 淋上水淀粉，倒入芝麻油调味即可。

烹饪时间 10分钟

黄花菜鲫鱼汤

🌿 口味：鲜　烹饪方法：煮

鲫鱼入锅前要把鱼身上的水擦干，以免溅出油。

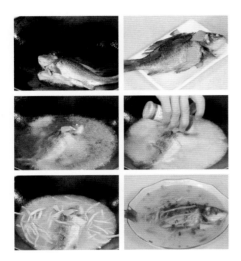

鲫鱼	350克	鸡粉	2克
水发黄花菜	170克	料酒	10毫升
姜片	少许	胡椒粉	少许
葱花	少许	食用油	适量
盐	3克	开水	适量

烹饪时间 5分钟

1. 锅中注入适量食用油烧热，加入姜片爆香，放入处理干净的鲫鱼，煎出焦香味。
2. 把煎好的鲫鱼盛出，待用。
3. 锅中倒入适量开水，放入煎好的鲫鱼。
4. 淋入料酒，加入盐、鸡粉和胡椒粉，拌匀。
5. 倒入洗好的黄花菜，搅拌匀，用中火煮3分钟。
6. 把煮好的黄花菜鲫鱼汤盛出，装入汤碗中，撒上少许葱花即可。

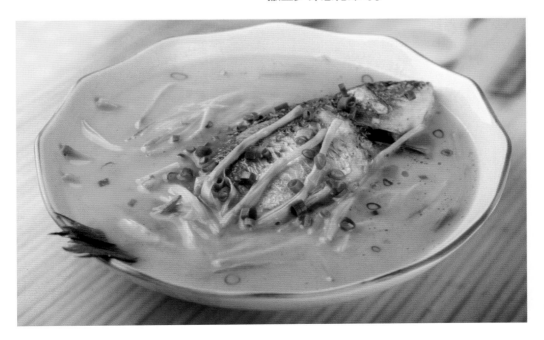

薏米燕麦粥

🍃 口味：鲜　烹饪方法：煮

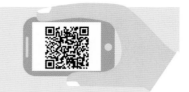

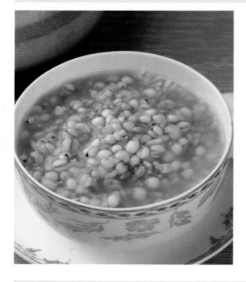

| 薏米 | 75 克 |
| 燕麦 | 60 克 |

烹饪时间
42 分钟

1. 砂锅中注入适量清水烧热。
2. 倒入备好的薏米、燕麦，搅拌均匀。
3. 盖上锅盖，烧开后用小火煮约 40 分钟至其熟软。
4. 揭开锅盖，持续搅拌一会儿。
5. 关火后盛出煮好的粥，装入碗中。

奶香苹果汁

🍃 口味：鲜　烹饪方法：榨

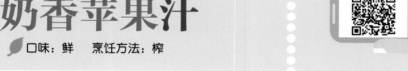

烹饪时间
2 分钟

| 苹果 | 100 克 |
| 纯牛奶 | 120 毫升 |

1. 将洗净的苹果取果肉切小块。
2. 取榨汁机，选择搅拌刀座组合，倒入切好的苹果。
3. 注入纯牛奶，盖好盖子。
4. 选择"榨汁"功能，榨取果汁。
5. 断电后倒出奶香苹果汁，装入杯中即可饮用。

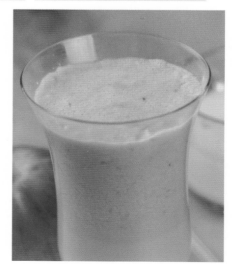

燕麦小米豆浆

指导

口味：清淡　　烹饪方法：榨

燕麦和小米可先泡发，这样更易打碎。

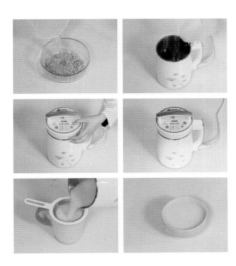

燕麦 .... 30 克
小米 .... 30 克
水发黄豆 .... 50 克

烹饪时间 21 分钟

1. 将已浸泡 8 小时的黄豆倒入碗中，再放入小米、燕麦，加入适量清水洗净。
2. 将洗好的材料倒入滤网，沥干水分倒入豆浆机中，注入适量清水至水位线即可。
3. 盖上豆浆机机头，选择"五谷"程序，再选择"开始"键，开始打浆。
4. 待豆浆机运转约 20 分钟，即成豆浆。
5. 将豆浆机断电，取下机头，把煮好的燕麦小米豆浆倒入滤网，滤取豆浆。
6. 倒入碗中，用汤匙撇去浮沫即可。

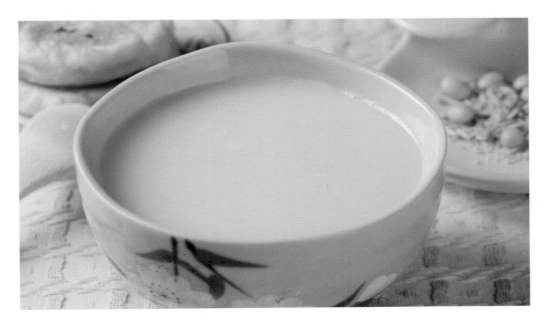

高血压并发高尿酸血症

高尿酸血症又称为 HUA，是指在正常嘌呤饮食状态下，非同日两次空腹血尿酸水平男性高于 $420\mu mol/L$，女性高于 $360\mu mol/L$，即称为高尿酸血症。尿酸是人类嘌呤化合物的终末代谢产物。嘌呤代谢紊乱导致高尿酸血症。

饮食原则

1. 少食油盐。
2. 戒除烟酒，多摄入水分。
3. 控制体重；限制嘌呤，限量食用含有嘌呤的食物，忌食高嘌呤食物。
4. 多食蔬菜水果。

宜吃食物

包菜、胡萝卜、红薯、苹果、馒头、面条、精白米、精白面粉等。

包菜萝卜粥

🍃 口味：清淡　　烹饪方法：煮

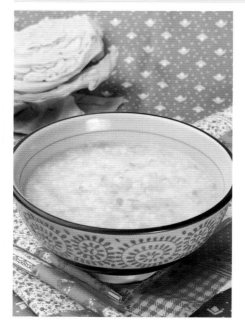

水发大米	120 克
包菜	30 克
白萝卜	50 克

烹饪时间
43 分钟

1. 将洗好的包菜切丝，再切碎；洗净去皮的白萝卜切片，再切丝，改切成碎末，待用。
2. 砂锅中注入适量清水烧开，倒入洗净的大米，搅匀。
3. 盖上盖，烧开后转小火煮约 40 分钟，至米粒熟软。
4. 揭盖，倒入白萝卜碎，拌匀。
5. 倒入包菜碎，拌匀，略煮，至食材熟透即可。

苦瓜苹果汁

🍃 口味：苦　烹饪方法：榨

指导

食材最好切得小一些，
这样能缩短榨汁的时间。

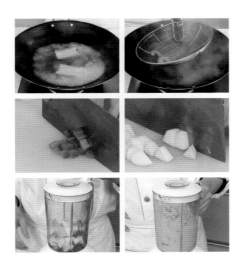

苹果 .... 180 克
苦瓜 .... 120 克
小苏打 .... 少许
矿泉水 .... 少许

烹饪时间
3 分钟

1. 锅中注入适量清水烧开，撒上少许小苏打，再放入洗净的苦瓜。
2. 搅拌匀，煮约半分钟，待苦瓜断生后捞出，沥干水分，待用。
3. 将放凉后的苦瓜切条形，再切丁。
4. 洗净的苹果切开，去除果核，改切小瓣，再把果肉切成小块。
5. 取榨汁机，选择搅拌刀座组合，倒入切好的食材。
6. 注入少许矿泉水，盖上盖榨汁即可。

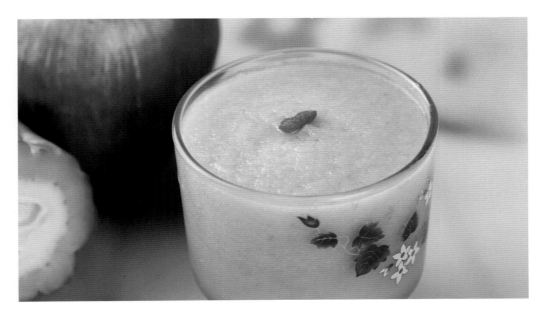

高血压并发心脏病

　　高血压并发心脏病会出现如左心室肥厚、心绞痛和心肌梗死、心力衰竭等现象。高血压患者由于动脉血管压力过大，阻碍心脏泵出血液，心脏长期高负荷工作就出现了心肌肥厚和僵硬度增加。

饮食原则

1. 控制盐的摄入，多吃动物蛋白。
2. 控制胆固醇、脂肪酸的摄入。
3. 多吃新鲜的蔬菜和水果。
4. 戒烟限酒。

宜吃食物

菠菜、茄子、丝瓜、冬瓜、苦瓜、黄瓜、草鱼、虾、蟹、猕猴桃、西瓜、芒果等。

青豆烧茄子

🍃 口味：清淡　　烹饪方法：炒

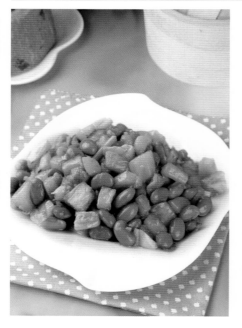

青豆	200克
茄子丁	200克
蒜末	少许
葱段	少许
盐	3克
鸡粉	2克
生抽	6毫升
水淀粉	适量
食用油	适量

烹饪时间 5分钟

1. 将锅中的清水烧开，倒入洗净的青豆煮约1分钟，捞出，沥干水分待用。
2. 热锅注油烧至五成热，倒入茄子丁炸约半分钟，捞出沥干油，待用。
3. 锅底留油，放入蒜末、葱段爆香，倒入青豆、茄子丁，加入盐、鸡粉、生抽、适量水淀粉炒匀即可。

木耳丝瓜汤

🍃 口味：鲜　烹饪方法：煮

指导

煮制此汤时，可以加入少许芝麻油，成汤味道会更鲜美。

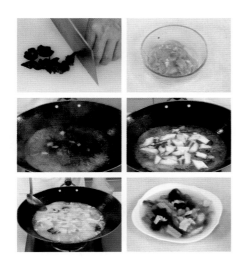

水发木耳 40克	葱花 ....少许
玉米笋 65克	盐 3克
丝瓜 150克	鸡粉 3克
瘦肉 200克	水淀粉 ....适量
胡萝卜片 ..80克	食用油 ....适量
姜片 ......少许	

烹饪时间 14分钟

1. 将木耳、玉米笋洗净，切小块；去皮洗净的丝瓜切段。
2. 将洗净的瘦肉切成片，装碗，放入盐、鸡粉、水淀粉、食用油腌渍 10 分钟。
3. 锅中注入适量清水烧开，加入少许食用油，放入姜片，下入木耳。
4. 再倒入丝瓜、胡萝卜片、玉米笋，搅拌匀，放入盐、鸡粉，拌匀调味。
5. 用中火煮 2 分钟至熟，倒入腌渍好的瘦肉片，搅拌均匀，用大火煮沸。
6. 把汤料盛出装入汤碗，加入葱花即可。

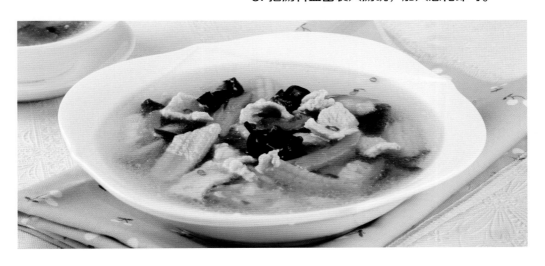

高血压并发脑卒中

　　高血压并发脑卒中又称为高血压脑卒中，多见于老年高血压患者，是由脑血管病变引起的。脑卒中的治疗方法与康复保健极其重要，高血压并发脑卒中患者度过危险期后，大多留有半身不遂、言语不利等后遗症。

饮食原则

1. 多吃水果等，防治便秘。
2. 应持续降血压、降血脂、降血糖，降低体重。
3. 戒烟戒酒。

宜吃食物

西红柿、开心果、核桃、鸡翅等。

核桃枸杞肉丁

🌿 口味：鲜　　烹饪方法：炒

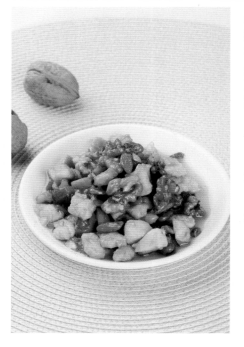

核桃仁	40克	盐	少许
瘦肉	120克	鸡粉	少许
枸杞子	5克	料酒	4毫升
姜片	少许	水淀粉	适量
蒜末	少许	食用油	适量
葱段	少许	小苏打	2克

烹饪时间 12分钟

1. 将瘦肉洗净切丁，装碗，放少许盐、鸡粉、水淀粉、食用油腌渍10分钟。
2. 锅中注入清水烧开，放入核桃仁，焯煮，捞出装碗，去除外衣，装盘。
3. 热锅注油，倒入核桃仁炸香，捞出；锅留底油，放入姜片、蒜末、葱段爆香，倒入瘦肉丁、枸杞子，加料酒、盐、鸡粉，放入核桃仁拌炒匀，出锅装盘即可。

滑嫩蒸鸡翅

口味：鲜　烹饪方法：蒸

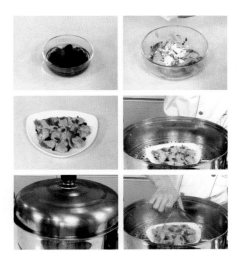

鸡中翅	200 克	鸡粉	2 克
木耳	70 克	生粉	10 克
枸杞子	8 克	生抽	2 毫升
姜片	少许	芝麻油	3 毫升
葱花	少许	料酒	10 毫升
盐	2 克	食用油	适量

烹饪时间 15 分钟

1. 将洗净的木耳放入水里，泡至发开。
2. 洗好的鸡翅装碗，放入泡好的枸杞子，用盐、鸡粉、生抽、料酒、姜片、生粉、芝麻油、食用油腌渍。
3. 取一个盘子，放上木耳，再放上鸡翅。
4. 把装有鸡翅的盘子放入烧开的蒸锅中。
5. 盖上盖，用中火蒸 10 分钟，至其熟透。
6. 揭盖，取出蒸好的鸡翅，撒上葱花即可。

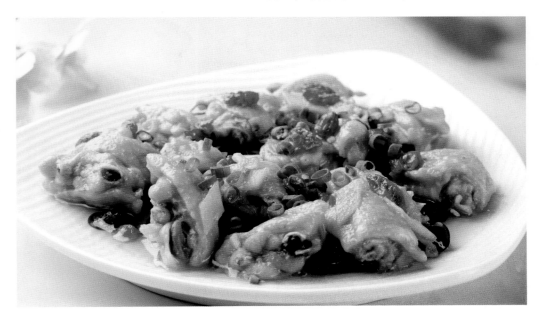

高血压并发肥胖症

　　肥胖症与心血管系统有关，由于肥胖症患者的脂肪组织大量增加，扩充了血管床，血液循环量相对增加，在正常心率的情况下，心搏出量要增加许多，长期的负担过重，导致左心室肥厚，血压升高。

饮食原则

1. 应少食多餐，细嚼慢咽，每餐用时不宜少于 25 分钟。
2. 应严格控制热量摄入。
3. 多吃五谷杂粮、蔬菜和新鲜水果等食物。

宜吃食物

绿豆、荷兰豆、西红柿、黄瓜、洋葱、白菜、香菇、木耳、虾、猕猴桃等。

洋葱拌腐竹

🌿 口味：辣　　烹饪方法：拌

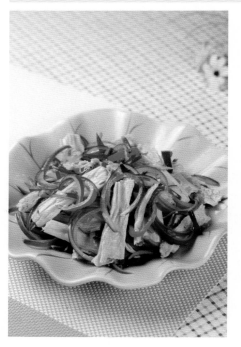

洋葱	50克	鸡粉	2克
水发腐竹	200克	生抽	4毫升
红椒	15克	芝麻油	2毫升
葱花	少许	辣椒油	3毫升
盐	3克	食用油	适量

烹饪时间 3分钟

1. 将洗净的洋葱切成丝；洗好的红椒切开，去籽，切成丝；洗净的腐竹切段。
2. 热锅注油，烧至四成热，放入洋葱、红椒，搅匀，炸出香味，捞出待用。
3. 锅底留油，注入适量清水烧开，放入盐，倒入备好的腐竹段煮 1 分钟，捞出，装入碗中，放入洋葱、红椒、葱花，加入盐、鸡粉、生抽、芝麻油、辣椒油调味，拌匀即可。

蒜香荷兰豆

🌿 口味：甜　烹饪方法：炒

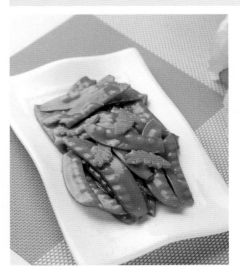

荷兰豆	150 克	鸡粉	1 克
胡萝卜	40 克	白糖	适量
蒜末	少许	水淀粉	适量
盐	2 克	食用油	适量

烹饪时间
5分钟

1. 将洗净去皮的胡萝卜切开，切片。
2. 锅中注入适量清水烧开，加入适量食用油，倒入胡萝卜片，加入盐拌匀，煮至断生；放入洗净的荷兰豆焯水，沥干水分，待用。
3. 用油起锅，放入蒜末爆香，倒入焯煮好的食材炒匀，加入盐、鸡粉，白糖、水淀粉炒匀调味，出锅装盘即可。

黄瓜里脊片

🌿 口味：鲜　烹饪方法：炒

黄瓜	160 克	生抽	4 毫升
猪瘦肉	100 克	芝麻油	3 毫升
鸡粉	2 克	鲜汤	少许
盐	2 克	料酒	少许

烹饪时间
10分钟

1. 将洗好的黄瓜去瓤，用斜刀切块；洗净的猪瘦肉切薄片。
2. 锅中加水烧开，倒入瘦肉片，淋入料酒，拌匀，煮至变色，捞出肉片，沥干待用。
3. 取一个碗，注入鲜汤，加入鸡粉、盐、生抽，拌匀，淋入芝麻油，调成味汁，待用。
4. 另取一盘，将黄瓜摆放整齐，放入瘦肉叠放整齐，浇上味汁，摆盘即成。

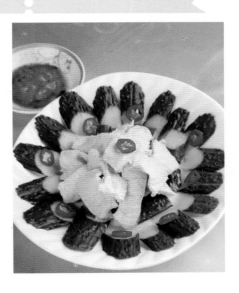

苦瓜绿豆汤

🌿 口味：苦　　烹饪方法：煮

水发绿豆 .200克
苦瓜 100克
冰糖 40克

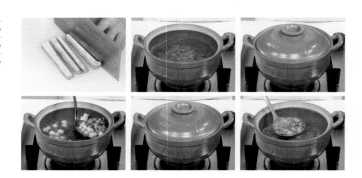

1. 将洗净的苦瓜切成小块，装盘，待用。
2. 砂锅中注入适量清水烧开，倒入洗净的绿豆，搅匀。
3. 盖上盖，煮沸后用小火煮约40分钟，至绿豆变软。
4. 揭开盖，倒入切好的苦瓜，加入冰糖，略微搅拌几下。
5. 再盖好盖，用小火续煮约10分钟，至全部食材熟透。
6. 取下盖子，略微搅拌几下即成。

烹饪时间 55分钟

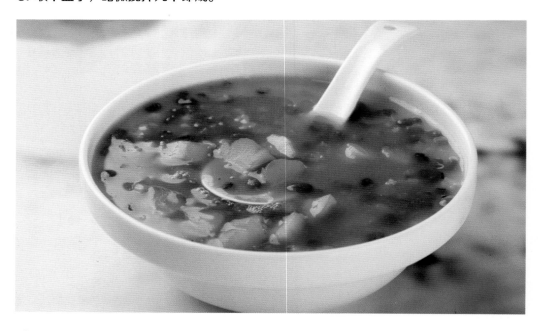

玉米虾仁汤

🌿 口味：鲜　烹饪方法：煮

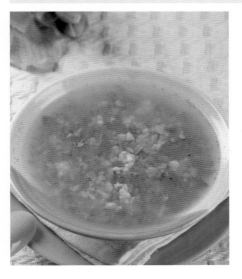

西红柿	70克	鲜玉米粒	50克
西蓝花	65克	高汤	200毫升
虾仁	60克	盐	2克

烹饪时间 10分钟

1. 洗净的西红柿、玉米粒、西蓝花均剁成末；洗净的虾仁挑去虾线，剁成末。
2. 锅中注水烧开，倒入高汤、西红柿末、玉米粒末，搅拌均匀。
3. 盖上盖子，煮沸后用小火煮约3分钟。
4. 取下盖子，放入切好的西蓝花末，搅拌匀，再用大火煮沸。
5. 加入盐，拌匀调味，下入虾肉末，拌匀，用中小火续煮至全部食材熟透即可。

猕猴桃蛋饼

🌿 口味：鲜　烹饪方法：煎

烹饪时间 15分钟

猕猴桃	50克	生粉	15克
鸡蛋	1个	水淀粉	适量
牛奶	50毫升	食用油	适量
白糖	7克		

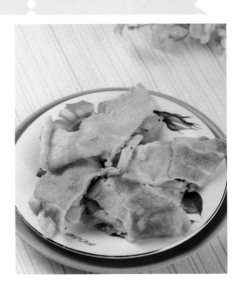

1. 将去皮洗净的猕猴桃切成片；牛奶倒入容器中，放入猕猴桃拌匀，制成猕猴桃水果汁。
2. 鸡蛋打入碗中拌匀，加入白糖搅拌，倒入水淀粉搅拌至白糖溶化，再撒上生粉拌匀，制成鸡蛋糊，备用。
3. 煎锅中注入食用油烧热，倒入鸡蛋糊，摊开，压平制成圆饼状，用小火煎至两面熟透，盛出。
4. 倒入猕猴桃水果汁，卷起鸡蛋饼呈圆筒形，切小段即可。

高血压并发便秘

便秘因排便时过于用力，会使血压骤然上升，引起全身的不适，如食欲减退、精神不振、腹部胀满等，不利于高血压的控制。食物过于精细而缺乏水分及纤维素；体力活动过少，胃肠蠕动减弱；长期的排便习惯不规律均会引起高血压并发便秘。

饮食原则

1. 直肠型便秘，关键在于重视便意。
2. 结肠痉挛性便秘，食物应少刺激性。
3. 结肠张力减退性便秘，食物应富含纤维。

宜吃食物

荞麦、燕麦、土豆、茄子、冬瓜、木耳、鲫鱼、海蜇、海参、鸡肉、香蕉、桃子等。

冬瓜虾米汤

🌿 口味：鲜　烹饪方法：煮

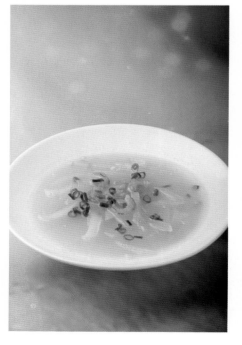

冬瓜	400克
虾米	40克
姜片	少许
葱花	少许
盐	2克
鸡粉	3克
料酒	适量
胡椒粉	适量
食用油	适量

烹饪时间 4分钟

1. 将洗净去皮的冬瓜切成条。
2. 用油起锅，放入姜片、虾米，炒出香味，淋入料酒，炒匀提鲜。
3. 倒入适量清水煮至沸腾，放入冬瓜，盖上盖，用大火煮2分钟，揭开盖，放入盐、鸡粉、胡椒粉，搅匀调味再撒上葱花即可。

枸杞海参汤

🍃 口味：鲜　烹饪方法：煮

指导

熬制的时间比较长，可以多加一点水，以免煳锅。

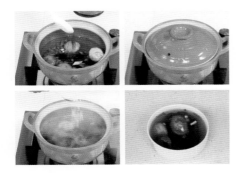

海参	300克	葱花	少许
香菇	15克	盐	2克
枸杞子	10克	鸡粉	2克
姜片	少许	料酒	5毫升

烹饪时间 61分钟

1. 将砂锅中注入适量的清水，大火烧热，放入海参、香菇、枸杞子、姜片，淋入料酒，搅拌片刻。
2. 盖上锅盖，煮开后转小火煮1小时至熟透。
3. 掀开锅盖，加入盐、鸡粉。
4. 搅拌匀煮开，使食材入味，盛汤装碗，撒上葱花即可。

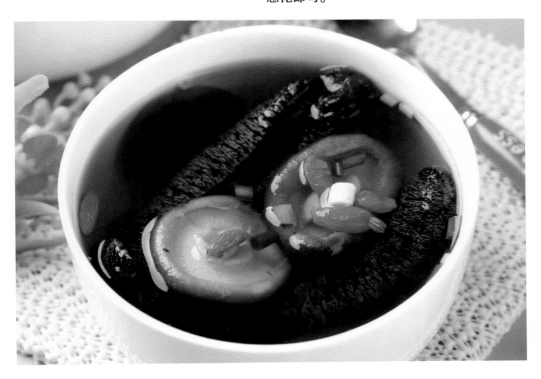

鸡蛋木耳粥

🍃 口味：鲜　烹饪方法：煮

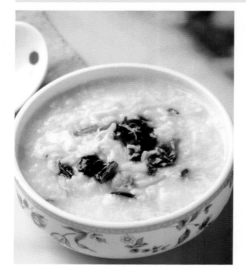

鸡蛋	40克	菠菜	15克
大米	200克	盐	2克
水发木耳	10克	鸡粉	2克

烹饪时间 42分钟

1. 锅中加水烧开，倒入洗好的菠菜，略煮片刻至其变软，捞出菠菜，沥干水分，放凉后切成均匀的小段。
2. 鸡蛋倒入碗中搅散，制成蛋液备用。
3. 砂锅中加水烧开，倒入洗净的大米，盖上锅盖，烧开后转小火煮40分钟。
4. 揭开锅盖，倒入洗好的木耳，续煮一会儿，加入盐、鸡粉，搅匀调味，放入菠菜，倒入蛋液，搅拌均匀，出锅装碗即可。

洋葱土豆饼

🍃 口味：鲜　烹饪方法：煎

洋葱	60克	鸡粉	2克
土豆	200克	芝麻油	5毫升
面粉	50克	食用油	适量
盐	4克		

烹饪时间 15分钟

1. 将土豆、洋葱均洗净去皮，切成丝。
2. 锅中加水烧开，倒入土豆焯水，再倒入洋葱煮5分钟，捞出沥干水分。
3. 将洋葱、土豆装碗，加入盐、鸡粉、芝麻油，再放入面粉拌匀。
4. 取一个盘子，倒入少许食用油，放入洋葱和土豆，压成饼状，抹上芝麻油，制成土豆饼生坯；煎锅中倒入食用油烧热，放入生坯，用小火煎至金黄色，出锅装盘即可。

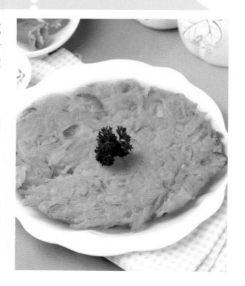

荞麦枸杞豆浆

🍃 口味：清淡　　烹饪方法：榨

指导

枸杞子可用温水浸泡后再打浆，这样有利于发挥其功效。

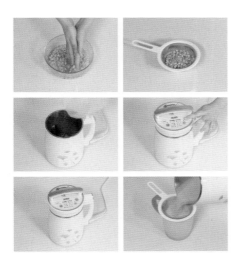

烹饪时间 16分钟

水发黄豆	55克
枸杞子	25克
荞麦	30克

1. 将已浸泡8小时的黄豆倒入碗中，再放入荞麦，加入适量清水洗干净。
2. 将洗好的材料倒入滤网，沥干水分。
3. 把备好的枸杞子、黄豆、荞麦倒入豆浆机中，注入适量清水，至水位线即可。
4. 盖上豆浆机机头，选择"五谷"程序，再选择"开始"键，开始打浆。
5. 待豆浆机运转约15分钟，即成豆浆。
6. 将豆浆机断电，取下机头，把煮好的荞麦枸杞子豆浆倒入滤网，滤取豆浆即可。

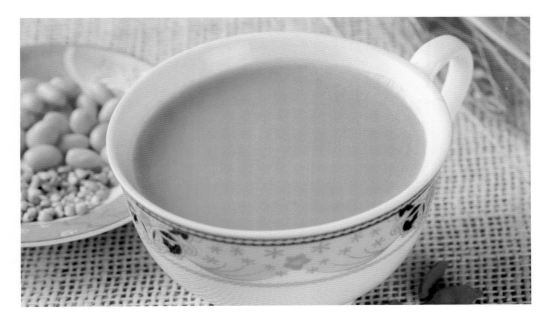

高血压并发心力衰竭

心力衰竭是高血压的常见并发症，高血压增加心力衰竭的危险2~3倍，而心力衰竭患者2/3以上现存高血压或既往有高血压的病史。慢性压力负荷使心肌张力持续升高，引起心肌细胞肥大和心肌肥厚，长期作用会使心肌间质细胞增生。

饮食原则

1. 少食多餐，每日能量摄入满足需要即可。
2. 低钠盐、少饮水。
3. 蛋白质的量不宜过高或过低，适量食用煮烂的鱼、蛋、瘦肉。
4. 多食用含钾丰富的蔬菜和水果。

宜吃食物

白菜、菠菜、西红柿、丝瓜、山药、香菇、青鱼、瘦肉、草莓、葡萄、苹果等。

枸杞拌菠菜

🍃 口味：清淡　烹饪方法：拌

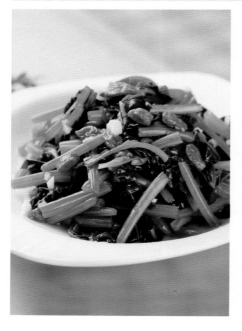

菠菜	230克
枸杞子	20克
蒜末	少许
盐	2克
鸡粉	2克
蚝油	10毫升
芝麻油	3毫升
食用油	适量

烹饪时间 32分钟

1. 将择洗干净的菠菜切去根部，再切成段，备用。
2. 锅中注入适量清水烧开，淋入食用油，倒入洗好的枸杞子焯煮片刻，捞出，沥干水分，待用。
3. 把切好的菠菜倒入沸水锅中煮1分钟，捞出，沥干水分，倒入碗中，放入蒜末、枸杞子，加入盐、鸡粉、蚝油、芝麻油拌至食材入味即可。

丝瓜炒山药

🍃 口味：清淡　烹饪方法：炒

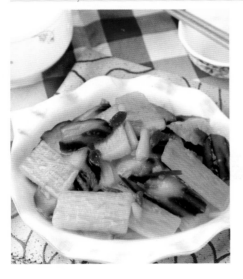

丝瓜	120 克	盐	3 克
山药	100 克	鸡粉	2 克
枸杞子	10 克	水淀粉	5 毫升
蒜末	少许	食用油	适量
葱段	少许		

烹饪时间 8分钟

1. 将洗净的丝瓜切成小块；洗好去皮的山药切成片。
2. 锅中加水烧开，加入适量食用油、盐，倒入山药片、洗净的枸杞子，略煮片刻，再倒入丝瓜煮至断生后捞出，沥干待用。
3. 用油起锅，放入少许蒜末、葱段爆香，倒入焯过水的食材，翻炒匀。
4. 加入鸡粉、盐，炒匀调味，淋入适量水淀粉，快速炒匀至食材熟透即可。

牛肉苹果丝

🍃 口味：酸甜　烹饪方法：炒

牛肉丝	150 克	料酒	5 毫升
苹果	150 克	生抽	4 毫升
生姜	15 克	水淀粉	3 毫升
盐	3 克	食用油	适量
鸡粉	2 克		

烹饪时间 42分钟

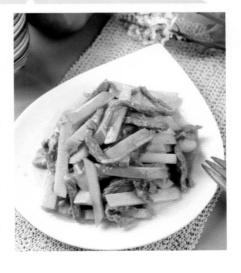

1. 将洗净的生姜切成丝；洗好的苹果去核，切成条。
2. 将牛肉丝装入盘中，加入盐、料酒、水淀粉，拌匀，淋入适量食用油，腌渍半小时至其入味，备用。
3. 热锅注油，倒入姜丝、牛肉丝，翻炒至变色，淋入料酒、生抽，放入盐、鸡粉，倒入备好的苹果丝快速炒匀，出锅装盘即可。

山药冬瓜汤

🌿 口味：清淡　　烹饪方法：煮

山药 ....100 克
冬瓜 ....200 克
姜片 ....少许
葱段 ....少许
盐 ....2 克
鸡粉 ....2 克
食用油 ......适量

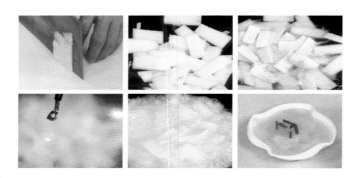

1. 将洗净去皮的山药切厚块，改切成片；洗好去皮的冬瓜切成片。
2. 用油起锅，放入姜片，爆香，倒入切好的冬瓜，拌炒匀。
3. 注入适量清水，放入山药。
4. 盖上盖，烧开后用小火煮 15 分钟至食材熟透。
5. 揭盖，放入盐、鸡粉，拌匀调味。
6. 将锅中汤料盛出，装入碗中，放入少许葱段即可。

烹饪时间
16分钟

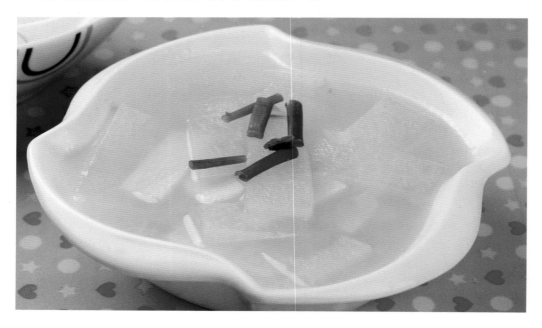

香菇瘦肉粥

🍃 口味：清淡　　烹饪方法：煮

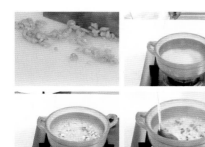

水发大米	400克	葱花	少许
香菇	10克	盐	2克
瘦肉	50克	鸡粉	3克
蛋清	20克	胡椒粉	适量
姜末	少许		

烹饪时间 25分钟

1. 将洗净的瘦肉切成末；洗好的香菇切成丁。
2. 砂锅中加水烧开，倒入大米，拌匀，加盖，大火煮20分钟至米粒变软。
3. 揭盖，放入瘦肉末、香菇丁、姜末，拌匀，加盖，续煮3分钟至食材熟软。
4. 揭盖，加入盐、鸡粉、胡椒粉，拌匀，倒入蛋清，放入少许葱花，拌匀，盛粥装碗即可。

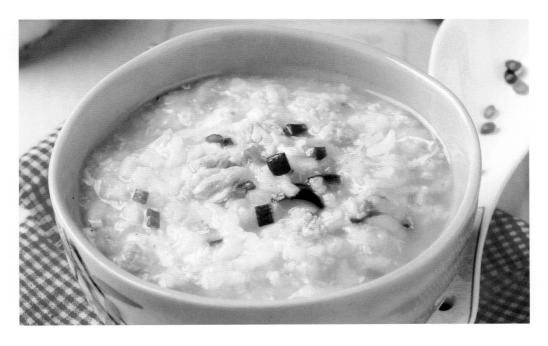

高血压并发肾功能减退

高血压引起肾脏损伤；长期高血压引起肾小动脉硬化并损害肾功能，当肾功能减退时可出现夜尿次数明显增多等症状。高血压导致慢性肾功能衰竭，并发肾功能减退是一个严重的并发症。

饮食原则

1. 食物多样化，宜清淡、少盐，避免油炸及烟熏食物。
2. 摄入一定的碳水化合物及脂类以提供所需能量。
3. 控制每日蛋白质的摄入量，一般为每日 30~50 克，应选用优质蛋白质。

宜吃食物

白菜、山药、土豆、藕、芋头、豆制品、鸡蛋、鱼肉、猕猴桃、桃子、西瓜等。

豆苗煮芋头

🍃 口味：清淡　　烹饪方法：煮

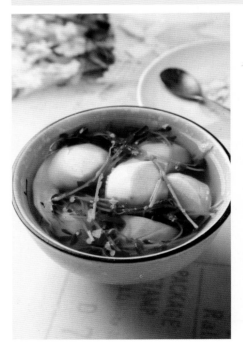

豆苗	50 克
小芋头	150 克
清鸡汤	300 毫升
姜丝	少许
盐	2 克
鸡粉	2 克

烹饪时间 32 分钟

1. 将洗净去皮的小芋头切开，备用。
2. 砂锅中注入适量清水烧热，倒入备好的清鸡汤，倒入小芋头、姜丝拌匀。
3. 盖上锅盖，用大火烧开后转小火煮 30 分钟至芋头熟软。
4. 揭开锅盖，加入盐、鸡粉。
5. 搅拌均匀，放入择洗好的豆苗搅拌一会儿，至食材入味，出锅装碗即可。

干贝豆腐汤

🌿 口味：鲜　烹饪方法：煮

指导

青豆表皮的白色薄膜很有营养，清洗时不宜去掉，以免降低食用价值。

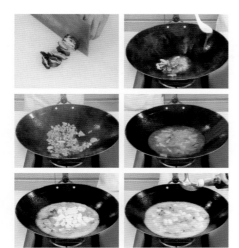

豆腐	300 克	葱花	少许
香菇	40 克	盐	2 克
青豆	100 克	鸡粉	2 克
彩椒	65 克	黑芝麻油	3 毫升
金华火腿	30 克	米酒	5 毫升
干贝	35 克	食用油	适量

1. 将洗净的香菇、金华火腿均切粗丝；洗好的彩椒、豆腐均切小块。
2. 用油起锅，下入洗净的干贝，撒上火腿丝、香菇丝，再淋入米酒快速翻炒。
3. 倒入洗好的青豆，放入彩椒翻炒片刻。
4. 注入约 600 毫升清水，烧开后用中火续煮约 2 分钟至食材变软。
5. 倒入豆腐块，加入盐、鸡粉，搅拌匀，用中小火续煮约 2 分钟至全部食材熟透。
6. 淋上黑芝麻油，撒上少许葱花即可。

烹饪时间
7分钟

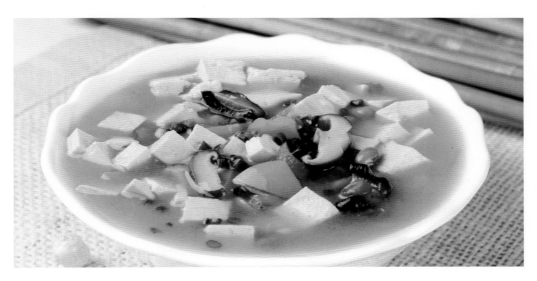

土豆稀粥

口味：清淡　　烹饪方法：煮

指导

米碎煮沸后应揭开锅盖搅拌几次，以免粘锅。

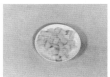 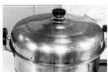

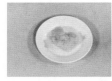 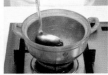

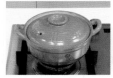 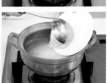

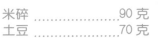

米碎 90克
土豆 70克

烹饪时间
50分钟

1. 将洗好去皮的土豆切小块，放在蒸盘中，待用。

2. 蒸锅上火烧开，放入装有土豆的蒸盘，用中火蒸 20 分钟至土豆熟软。

3. 取出蒸盘，放凉，将土豆压碎，碾成泥状，装盘待用。

4. 砂锅中注入适量清水烧开，倒入备好的米碎搅拌均匀。

5. 盖上盖，烧开后用小火煮20分钟至米碎熟透。

6. 揭盖，倒入土豆泥搅拌均匀，继续煮 5 分钟即可。

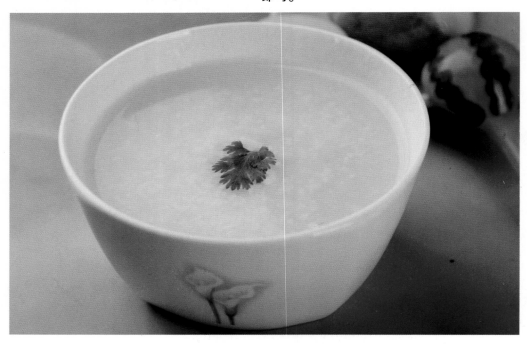